Self-System Therapy for Depression
Therapist Guide

抑郁症的自我系统疗法
治疗师指南

[美]
卡里·M. 埃丁顿（Kari M. Eddington）
蒂莫西·J. 施特劳曼（Timothy J. Strauman）
安杰拉·Z. 菲特（Angela Z. Vieth）
格雷戈里·G. 科尔登（Gregory G. Kolden）
/ 著

单炎炎　吕思慧 / 译　　贾艳滨 / 审校

中国轻工业出版社

图书在版编目(CIP)数据

抑郁症的自我系统疗法：治疗师指南／（美）卡里·M. 埃丁顿（Kari M. Eddington）等著；单炎炎，吕思慧译. —北京：中国轻工业出版社，2023.10

ISBN 978-7-5184-4348-2

Ⅰ.①抑…　Ⅱ.①卡…②单…③吕…　Ⅲ.①抑郁症－治疗－指南　Ⅳ.①R749.405-62

中国国家版本馆CIP数据核字（2023）第133095号

版权声明

Copyright © Oxford University Press 2018
All rights reserved.
Self-System Therapy for Depression: Therapist Guide was originally published in English in 2018. This translation is published by arrangement with Oxford University Press. China Light Industry Press Ltd. / Beijing Multi-Million New Era Culture and Media Company, Ltd. is solely responsible for this translation from the original work and Oxford University Press shall have no liability for any errors, omissions or inaccuracies or ambiguities in such translation or for any losses caused by reliance thereon.

责任编辑：孙蔚雯
策划编辑：孙蔚雯　　　　责任终审：张乃柬
责任校对：刘志颖　　　　责任监印：吴维斌

出版发行：中国轻工业出版社（北京东长安街6号，邮编：100740）
印　　刷：三河市鑫金马印装有限公司
经　　销：各地新华书店
版　　次：2023年10月第1版第1次印刷
开　　本：850×1092　1/16　印张：9.75
字　　数：80千字
书　　号：ISBN 978-7-5184-4348-2　定价：52.00元
读者热线：010-65181109，65262933
发行电话：010-85119832　传真：010-85113293
网　　址：http://www.chlip.com.cn　http://www.wqedu.com
电子信箱：1012305542@qq.com
如发现图书残缺请拨打读者热线联系调换
220259Y2X101ZYW

译 者 序

治疗师在工作中可能会遇到这样的来访者，他们总是对自己感到不满，生活中没有动力和目标，或者在某些地方有完美主义倾向，总之，他们因为对自己要求过高而总是感到沮丧和懊恼。这些都可能是自我调节出问题的症状，而自我调节障碍是抑郁症的可能的致病原因之一。《抑郁症的自我系统疗法——治疗师指南》（*Self-System Therapy for Depression: Therapist Guide*）及其配套的《抑郁症的自我系统疗法——来访者工作手册》（*Self-System Therapy for Depression: Client Workbook*）可以帮助治疗师与这些来访者一起工作。

目前，中国迫切需要能够有效治疗抑郁症的精神卫生从业人员。根据《心理健康蓝皮书：中国国民心理健康发展报告（2019—2020）》，2020年我国青少年轻、重度抑郁症的检出率有近1/4，一些孩子长期处于情绪低谷（侯金芹，陈祉妍，2021）。据世界卫生组织估计，中国大概有5400万人患有抑郁症。令人揪心的是，相比于较高的患病率，抑郁症的识别率和治疗率明显不足。2021年《柳叶刀·精神病学》（*The Lancet Psychiatry*）发表的最新数据显示，在患抑郁症的受访者中，仅有9.5%的人接受过精神健康或心理健康相关服务，且仅有0.5%的人得到了充分的治疗。可见，开展有效的抑郁症心理治疗项目无疑是中国当前面临的一项重要挑战。而从自我调节入手是一个非常好的方向。

2019年，我们首次从美国杜克大学的蒂莫西·J. 施特劳曼（Timothy J. Strauman）教授那里了解到了自我系统疗法。这种疗法是专门为抑郁症患者设计的，已经被美国心理学协会评定为治疗抑郁症的有效疗法之一。临床研究表明，它与认知行为疗法（抑郁症治疗的"金标准"）效果相当。而且，对于那些长期对自己不满的抑郁症患者来说，这种疗法比认知行为疗法更有效。自我系统疗法可以帮助抑郁症患者全面深入地了解其症状的来源、自己的目标和期望，并增强追求目标的动力和能力，修复自我调节问题，从而有效地减轻抑郁症症状。除此之外，由于自我系统疗法能够修正来访者的不合理期待，帮助来访者设定现实可行的目标，因此它对于有完美主义倾向的抑郁症患者特别有效。

自我系统疗法的优势在于其短期性和结构性。我国暨南大学附属第一医院精神心理科进行的实践表明，抑郁症患者经过20~25次自我系统疗法治疗后，对自己以及对如何实现目标有更清晰的认识，同时其症状因理想自我与现实自我之间差距的缩小也得到显著改善。自我系统疗法的结构非常清晰，它为每一次治疗会谈提供了明确的指导、配套的工作表和家庭作业，非常容易理解和使用。这种疗法不仅能改善焦虑症状和人际关系，还能帮助来访者增强问题解决能力和目标追求能力。

一名接受过自我系统疗法治疗的抑郁症患者告诉我们，在接受自我系统疗法的治疗前，她并不确定自己想要什么样的生活。她只知道她总是对自己感到失望，妄自菲薄，无论完成了什么样的任务或取得什么样的成就，都觉得自己不够好。她总是非常焦虑，担心自己会把重要的事情搞砸。慢慢地，她对生活失去了兴趣，对未来失去了期望。在接受自我系统疗法的治疗后，这名患者开始理解自己长期抑郁和焦虑的根源，能意识到自己的优点，并开始努力创造机会"让好事发生"。她开始对未来有所期待。自我系统疗法帮助这名患者逐步接近了理想中的自己，不仅减轻了她的抑郁症症状，还使她的生活发生了一步一步稳健的和实质性的改变。

《抑郁症的自我系统疗法——治疗师指南》和《抑郁症的自我系统疗法——来访者工作手册》的作者均是在临床心理学领域内具有丰富学术功底和临床经验的学者。他们在这两本书中为读者提供了富有启发性的观点和实用的建议，帮助读者更好地理解和应用所学的知识。这两本书涵盖了广泛的主题，包括自我系统疗法的理论基础、技术和应用，以及如何使用这种方法帮助抑郁症患者增加动机、实现目标以及追求理想自我，从而减轻抑郁症的症状，过上值得过的生活。

本书主要由单炎炎（美国杜克大学心理学和神经科学系）和吕思慧（中国暨南大学心理学院）翻译，由暨南大学附属第一医院精神心理科主任贾艳滨教授审校并提供翻译上的指导。我们相信，本书及其配套的《抑郁症的自我系统疗法——来访者工作手册》能让广大读者获益良多。尤其对于希望与抑郁症患者一起工作的心理咨询师、心理治疗师和医生等专业人士而言，这两本书无疑是必读的著作。我们衷心希望有更多的读者了解并采纳这一疗法，并在工作中取得良好的效果。我们也衷心希望这一疗法能够让更多的中国患者有机会从抑郁症中康复。

贾艳滨　单炎炎

2023 年 1 月

参考文献

侯金芹，陈祉妍. 2009 年和 2020 年青少年心理健康状况的年际演变 [M] // 傅小兰，张侃，陈雪峰，陈祉妍. 心理健康蓝皮书：中国国民心理健康发展报告（2019—2020）. 北京：社会科学文献出版社，2021：188-202.

中文版序

我很荣幸代表我的同事卡里·M.埃丁顿（Kari M. Eddington）教授、安杰拉·Z.菲特（Angela Z. Vieth）教授以及格雷戈里·G.科尔登（Gregory G. Kolden）教授，为《抑郁症的自我系统疗法——治疗师指南》和《抑郁症的自我系统疗法——来访者工作手册》的中文版撰写序言。

抑郁症是一种严重的、使人身心疲惫的疾病，影响着全球数以千万计的患者及其家庭的生活。而自我系统疗法是一种基于理论的干预方法，在治疗抑郁症及相关疾病方面已被证明非常有效。身为一名心理学家和研究者，能够与一群杰出的合著者共事多年，共同开发自我系统疗法并将其推向心理治疗领域的前沿，令我感到非常荣幸。感谢我的同事，他们为自我系统疗法的发展和持续进步做出了宝贵贡献。

此次中文版的翻译出版是我们传播自我系统疗法的首次尝试，是自我系统疗法传播过程中的一个重要里程碑。希望《抑郁症的自我系统疗法——治疗师指南》和《抑郁症的自我系统疗法——来访者工作手册》能够为中国心理健康专业人士提供宝贵的资源，帮助他们在临床实践中应用自我系统疗法。《抑郁症的自我系统疗法——治疗师指南》全面介绍了自我系统疗法的理论框架和实际应用，其中包括分步骤的治疗指南、治疗片段示例和个案研究。《抑郁症的自我系统疗法——来访者工作手册》是自我系统疗法的重要组成部分，旨在帮助来访者积极地参与治疗过程，并在设定个人目标、评估目标进展以及促进积极结果和预防消极结果之间寻找平衡等方面做出有意义的改变——这正是自我系统疗法的核心理念。

我们非常感激合作伙伴单炎炎博士

和贾艳滨教授，正是她们的努力，使得中文版的翻译和出版得以实现。翻译过程需要协作，需要由中国译者和出版专业人士组成的团队共同努力。这两本书的翻译工作颇为繁重，我对这个项目的细致和精准印象深刻。在此，我想向他们表示衷心的感谢，感谢他们的辛勤工作和奉献精神使得自我系统疗法得以传播给新的读者。

我坚信，自我系统疗法有潜力真正地改变那些与抑郁症及其相关疾病做斗争的人们的生活。衷心希望自我系统疗法的中文版能够为中国乃至其他国家和地区的抑郁症患者带来希望并缓解他们的病痛。

——蒂莫西·J. 施特劳曼（Timothy J. Strauman）
美国杜克大学心理学和神经科学系教授

前　言

近几年，医疗卫生事业突飞猛进。但是，许多被广泛接受的心理疗法遭到许多研究的质疑。科学研究发现，这些心理治疗不仅不能帮助患者，反而可能造成伤害（Barlow，2010）。另一些心理干预方法已被证明行之有效。研究者们根据目前最佳的证据标准提出了广泛的建议，以使这些干预措施更容易被公众接受（McHugh & Barlow，2010）。这场革命背后有几个新发展。第一，我们更深入地了解了病理学，包括心理和生理层面，从而开发了更新颖、更精确的干预措施。第二，我们在研究方法上有了很大的改进，减少了对内部和外部有效性的威胁，研究结果可以更直接地应用于临床。第三，世界各地的政府、医疗系统和政策制定者已经认识到，医疗质量需要提高。医学界应该以证据为基础，并且确保这种改变符合公众的利益（Barlow，2004；Institute of Medicine，2001，2015；McHugh & Barlow，2010）。

然而，对于全球的临床医生而言，最大的障碍是无法获取基于循证的最新的心理干预方法。学术会议和书籍可以让负责任的从业者了解最新方法及其适用性，而"有效的治疗（Treatments That Work）"[①]这套丛书致力于将这些令人振奋的新干预措施传达给处于实践第一线的临床医生。

这套丛书中的所有"治疗师指南"和"来访者工作手册"都包含诊断评估和治疗具体问题的详细程序。这套丛书不仅

---

① 这套丛书由戴维·H. 巴洛（David H. Barlow）领导的科学顾问委员会主编，以经过严格临床试验的循证研究为审查和评估标准，为心理治疗师等临床工作者介绍认知行为治疗方法上的创新性工作。这套丛书原著由牛津大学出版社出版。——译者注

包含书籍，还提供辅助材料，模拟督导流程，帮助临床医生更好地实践这些疗法。

在当前的医疗保健系统中，越来越多的人意识到了，基于循证的实践为心理健康专业人员提供了最负责任的行动方案。所有临床医生都希望为患者提供最佳治疗。这套丛书旨在缩小知识与信息的差距，帮助临床医生实现这一目标。

这本《抑郁症的自我系统疗法——治疗师指南》和配套的《抑郁症的自我系统疗法——来访者工作手册》主要介绍了自我系统疗法对重度抑郁症的治疗。自我系统疗法是一种简短的、结构化的心理治疗，主要针对由自我调节困难导致的抑郁，这是许多抑郁症患者的常见问题。因此，自我系统疗法的重点是设定目标并增强动机来实现这些目标，这一点让它在抑郁症的治疗中独树一帜。基于成熟的研究文献，自我系统疗法是在心理病理学理论基础上提出的，已被证明可以有效地降低自我失望感，提高自我满足感。《抑郁症的自我系统疗法——治疗师指南》详细介绍了每一阶段的治疗，包括个案案例。《抑郁症的自我系统疗法——来访者工作手册》应与治疗配合使用，以帮助来访者更好地理解自我系统疗法并提供有用的工作表。

戴维·H. 巴洛（David H. Barlow）
"有效的治疗"丛书主编

参考文献

Barlow, D.H. (2004). Psychological treatments. *American Psychologist, 59,* 869–878.

Barlow, D.H. (2010). Negative effects from psychological treatments: A perspective. *American Psychologist, 65*(2)*,* 13–20.

Institute of Medicine. (2001). *Crossing the quality chasm: A new health system for the 21st century.* Washington, DC: National Academy Press.

Institute of Medicine (IOM). (2015). *Psychosocial interventions for mental and substance use disorders: A framework for establishing evidence-based standards.* Washington, DC: National

Academies Press.

McHugh, R.K., & Barlow, D.H. (2010). Dissemination and implementation of evidence-based psychological interventions: A review of current efforts. *American Psychologist, 65*(*2*), 73–84.

目　　录

第一部分　给心理治疗师的背景介绍 /1

第一章　　导论 …………………………………………………………………… 3

第二章　　理论概述 ……………………………………………………………… 9

第三章　　自我系统疗法适合你的来访者吗？ ……………………………… 27

第四章　　对自我系统疗法策略的概述 ……………………………………… 33

第二部分　治疗阶段和治疗策略 /49

第五章　　定向阶段 …………………………………………………………… 51
　　　　　（第1—4次会谈）

第六章　　探索阶段 …………………………………………………………… 69
　　　　　（第5—8次会谈）

第七章　　适应阶段 …………………………………………………………… 97
　　　　　（第9—15次会谈）

第八章　结束治疗和预防复发 ·· 125
　　　　　（第 16 次会谈）

参考文献 ··· 137
作者介绍 ··· 139

第一部分

给心理治疗师的背景介绍

第一章 导论

目标

- 为什么需要新的治疗方法来治疗抑郁症
- 对该治疗方法的概述
- 谁应该提供自我系统疗法
- 如何使用本书和《抑郁症的自我系统疗法——来访者工作手册》

抑郁症：为什么我们需要另一种治疗方法？

抑郁症是心理疾病中最为常见的一种。对于在临床上见过抑郁症患者的心理健康工作者而言，抑郁症的高患病率及其对社会、经济、身体和心理的影响已经不是新鲜事了。

尽管有关抑郁症的科学知识迅速增加，但是我们仍然无法完全了解各种致病因素之间的相互作用，包括生物因素、环境因素、认知因素和动机因素。很多原因都可能导致抑郁症。

面对这种复杂的情况，期望用"一刀切"的治疗方法来解决抑郁症是不太现实的。有经验的治疗师都知道，对一个来访者非常有效的方法，在另一个来访者身上却可能失败。本书及配套的《抑郁症的自我系统疗法——来访者工作手册》^①所描述的自我系统疗法（self-system therapy，SST）基于数十年对自我调节的研究。**自我调节**是一个动机过程，请不要将它与情绪调节混淆。自我调节涉及"我是怎样的人"和"我想成为或应该成为怎样的人"之间的持续比较。这种比较具有激励作用，因为当比较的结果不匹配时，即"**我不是我想成为的人**"，人们就会试图通过制定或修改目标或者改变行为来纠正这种不匹配。

自我调节的过程对于全人类来说都是必要的，这也是自我系统疗法的立根之本。研究表明，自我系统疗法总体上与作为"金标准"的心理疗法——认知疗法——一样有效。对于在自我调节方面有困难的抑郁症患者来说，自我系统疗法效果更好。将自我系统疗法加入治疗师的治疗方法库中，可以提高治疗效果，这也是治疗师所追求的目标。我们希望让来访者更有可能结束痛苦。

对自我系统疗法的概述

许多抑郁症患者在自我调节方面存在困难，自我系统疗法的目的是纠正这些问题。自我系统疗法建立在一个良好的理论框架之上，它的策略（总体目标）和技术（具体行动）都植根于这个框架。尽管自我系统疗法的基本理论不同于其他心理疗法——它关注的是动机过程（例如，来访者如何设定和追求自己的目标，努力成为自己想成为的人）——但是自我系统疗法也采用了许多在其他心理疗法中成熟的策略和技术。熟悉其他循证疗法，如认知行为疗法（cognitive-behavioral therapy，CBT；Beck, Rush, Shaw & Emery, 1979）和人际关系疗法（interpersonal psychotherapy，IPT；Klerman, Weissman,

---

① 以下简称为《来访者工作手册》。——译者注

Rounsaville, & Chevron, 1984）的治疗师，可以利用在以前的培训中学到的知识，有效地实施自我系统疗法。

自我系统疗法得到了实证研究的支持。这些经过严格设计的随机对照研究将自我系统疗法与认知行为疗法进行了比较。最初的研究未限制治疗时间（Strauman et al.，2006）；随后的研究将治疗限制在 16 次会谈（Eddington et al.，2015）。无论治疗时间有无限制，这些研究都完整地执行了自我系统疗法的核心成分［分为三个治疗阶段，如本书和菲特等人（Vieth et al.，2003）所述］。在有时间限制和无时间限制的情况下，自我系统疗法和认知行为疗法对于减少抑郁症症状的总体效果差不多。然而，对于有自我调节缺陷的抑郁症患者来说，无论治疗时间有无限制，自我系统疗法都比认知行为疗法更有效。本书详述了共 16 次会谈的模式。但是，治疗师可以根据来访者的实际需求，扩展治疗的策略和技术。

谁应该提供自我系统疗法？

在自我系统疗法的开发和测试过程中，采用自我系统疗法的治疗师的临床经验和受训水平各不相同。从硕士生到具有 15 年以上临床经验的治疗师，许多临床工作者都成功地实施了自我系统疗法。自我系统疗法的治疗师培训工作强调理解概念框架，这是治疗的每个组成部分的基础。由于许多治疗师不熟悉自我调节的文献，所以我们提供了详细的背景介绍，来帮助治疗师了解自我调节的基本概念。关于自我调节的研究文献浩如烟海、错综复杂，所以本书概述了实施自我系统疗法必须了解的重点概念。有过短程的、基于操作手册的治疗经验的治疗师，会觉得自我系统疗法的组织和结构特别适合他们。

使用自我系统疗法的治疗师应该对每个来访者独特的能力和需求做出反

应，并在整个治疗过程中保持合作精神。如果来访者感觉不到与治疗师之间的情感纽带，或者来访者和治疗师没有就共同的目标进行合作，来访者脱落的风险就会增加，康复的概率也会下降。与其他治疗一样，在治疗过程中贯穿所有有效心理治疗形式的那些方面，即共同因素，在自我系统疗法中同样重要。与所有形式的心理治疗一样，对于共同因素（如治疗同盟的质量）的关注至关重要。

如何使用本书以及《来访者工作手册》

本书分为两部分。第一部分共 4 章，为治疗师提供背景信息。这几章介绍了理论框架，列出了合适的评估工具和策略，并对自我系统疗法进行概述。第二部分也包括 4 章，重点介绍了如何实施自我系统疗法。这几章为治疗提供了深入的、高度结构化的指导，详细介绍了每个治疗阶段的策略和技术。在详述三个核心治疗阶段的每一章中，都有一节内容重点介绍该治疗阶段常见的问题。我们建议，第一次使用自我系统疗法的治疗师在实施治疗前先完整地阅读本书；然后在治疗过程中根据来访者的进展情况，更深入地重新阅读和回顾本书的各章节。

配套的《来访者工作手册》对本书进行了补充，提供了对术语的简单解释，以及一系列工作表和可在指导下进行的活动。但是，每个来访者都有其特殊性，所以很多在自我系统疗法中可能会用到的技术并没有统一的工作表。在编写《来访者工作手册》时，我们尽量减少了对术语的使用。我们选择了一些有助于来访者理解和充分参与这个治疗项目的术语，并在《来访者工作手册》中结合实例解释这些术语。所以本书所用到的很多术语，尤其是关于治疗策略和技术的术语，并未用于《来访者工作手册》。我们强烈建议治疗师熟读《来访者工作手册》，并在治疗中使用与《来访者工作手册》一样的语言。

　　《来访者工作手册》不是一本独立的自助书籍，它需要专业的治疗师在个体心理治疗中指导来访者使用。本书为如何使用这些材料提出了建议，但并不是每个来访者都一定要用到每个工作表和活动。虽然自我系统疗法由这些必不可少的核心策略组成，但不应生搬硬套这些概念和相关技术。

第二章　理论概述

目标

- 自我系统疗法的理论框架和基本概念
- 基于自我调节缺陷的抑郁症模型

自我调节的基本原理

自我和目标：自我调节的语言

并不是所有治疗师都熟悉本书使用的术语，因此我们在本章开头会解释一些关键术语。来访者也可能对自我系统疗法中使用的词和短语有不同的想法，治疗师应为他们进行解释。在《来访者工作手册》中，我们为来访者简单地解释了本节介绍的关键术语。

自我调节涉及对自我的三个方面的持续比较：**现实自我**（我是怎样的人）、**理想自我**（我想成为的人）和**应该自我**（我应该成为的人）。我们用"自我信念"这个术语定义现实自我的特征，用"自我指导"这个术语定义理想自我和应该自我的特征。图 2.1 解释了自我系统，表明"自我信念"和"自我指导"之间既有一致的地方，也有不一致的地方，我们将在后面详细介绍。

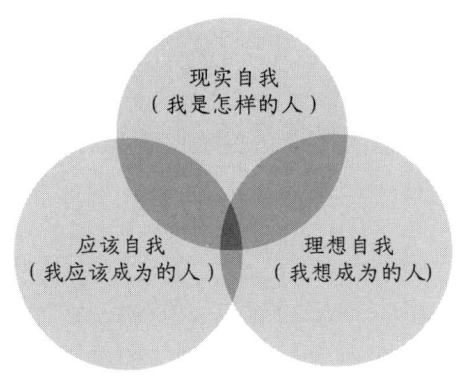

图 2.1
自我系统

在自我系统疗法的概念框架内,"**自我指导**"指的是一些特征和属性,如幽默的人或有责任感的宠物主人。"自我指导"很容易转化为更具体的行为,比如,讲一些有趣的笑话,或者定期预约兽医。在"自我指导"及其相关行为方面,虽然我们把每个概念都放在一个分级组织中,但在一定程度上其实可以互换地使用"**目标**""**标准**"和"**期望**"等术语。"标准"和"期望"往往是宽泛的。在本书中,"**标准**"这个词特指来访者的自我指导,"**期望**"这个词特指别人对来访者的指导。

"**目标**"一词指的是这些宽泛的"标准"和"期望"的具体行为表现,类似于操作性定义。比如,一个人也许会有一种"要做一个独立的人"的自我指导,其中包括"财务独立"之类的标准。这个人也可能有更具体的目标来定义财务独立,比如,每个月用自己的收入支付所有开销,从不向家人或朋友借钱等。把具体的、特定的目标归入抽象的、广泛的目标层次是人们思考和组织目标的共同特点(Carver & Scheier,1990)。

目标可以分成不同种类。根据实现目标所需的时间,目标可以分成长期目标和短期目标。根据可以被特定的步骤或行为定义的清晰度,目标被分成抽象目标和具体目标。根据不同的来源,目标也可以被分成自己选择和设定的目标,或者别人给你设定的目标。举个例子,一个具体的、短期的、别人给你设定的目标可见于来访者的如下表述："我要去倒垃圾，因为我的室友希望我这么做"。再举个例子，一个抽象的、长期的、自己选择的目标可见于来访者的如下表述："我想成为一个优秀的足球运动员，因为这能让我有成就感和自豪感"。

和特定的、具体的目标（如倒垃圾）不同，自我指导通常不是实现之后就会从待办清单上删除的目标。部分原因在于自我指导广泛而抽象，而且往往长期持续，因此在人生中扮演着重要角色。例如，在精神信念上的自我指导可能成为一个人毕生的追求。虽然自我指导也可能随着时间的推移而不断发展和演变，例如，十几岁时想成为受欢迎的人的理想自我指导，在成年以后就逐渐消失了；但人们总是把自我指导作为衡量自己的重要标准。

自我差异与动机

现实自我：我是怎样的人？

自我调节是一个涉及自我评估的动机过程，即将自我信念与自我指导进行比较。如果有人问"你是一个怎样的人？"，人们会回答各种各样的特征和属性。有些特征具有描述性和事实性，例如，"我很高"或"我是一名教师"，等等。这些特征可能与自我和他人的关系无关，也与自我和这个世界的关系无关。但是如果你再问一句，"你在这个社会上是一个怎样的人？"，答案就不一样了。对这个问题的回答可能更主观，而且要根据具体情况而定。让10个熟人说出你的职业，他们可能都会说出一样的答案，且和你回答得一模一样。但是，如果让10个熟人说出你作为同事、家人或朋友分别是怎样的人，那么答案会相差很大。你可能会听到一些令你惊讶的答案——你可能会意识到，在这些社会角色中，你对自己的看法可能与别人对你的看法不同。

理想自我指导和应该自我指导

如果人们诚实地回答"我是怎样的人"这个问题,那么他们一定会说出一些负面特征。人们可能对某些特征不太在意,比如厨艺不好或者跑得慢。但是其他一些比较重要的特征可能会让人沮丧,比如总是冲动地做决定。他们可能想要改善自己的某些特征,例如,"我的耐心有限,我希望成为更有耐心的人"。这些特征代表着他们渴望拥有的自我,或者觉得应该拥有的自我,这就是自我指导。

"**理想自我指导**"是代表人们理想状态的特征。理想自我指导与抱负和成就有关,涉及参与让自己感到高兴或自豪的事情。理想自我指导也与努力获得积极成果有关,即让好事发生。"**应该自我指导**"则关注人们认为自己应该成为怎样的人。"应该自我指导"关注规则、责任和道德义务,通常涉及履行要求,帮助人们感到更安全或避免惩罚。应该自我指导应尽力避免产生负面结果,即避免坏事发生。

本书讨论的关于现实自我、理想自我和应该自我的描述来自自我差异理论(Higgins,1987),该理论将自我的这些核心方面与动机和情绪联系在一起。自我差异理论具有悠久而丰富的研究历史。当现实自我与很重要的理想自我或应该自我存在差异时,人们会产生负面情绪。对于大多数健康的成年人来说,这些感觉是有动机的,说明需要采取纠正措施。当纠正措施行之有效,人们朝着自己的目标前进时,即现实自我与理想自我和应该自我的差异减小,一致性提高时,他们会感受到积极的情绪。经过几代心理学研究,研究人员已经确定,总体的目标和标准,尤其是自我指导,可以产生强大的动机和情绪影响。

自我调节涉及认知过程,该过程持续、自动地使用长期积累下来的**自我认知信息库**中的信息。这些信息包括自我信念和自我指导。自我调节对动机和情绪的影响主要取决于人们对行为后果的解释。生活中的许多情况是非常复杂的,而且很难找到确切的证据来说明成功与否,所以人们只能靠主观的想法去解释这些事情。当一个人认为自己实现了目标时，尤其是与总体自我指导有关的目标，就会产生积极情绪。而当这个人认为自己无法达到目标时，就会产生负面情绪。自我调节包括在达到目标时感受到积极情绪，在达不到目标时感受到消极情绪，因此针对自我调节的心理治疗需要将注意集中在对目标的追求和自我评价上。

研究表明，在抑郁时，自我评估以及纠正行为的过程无法正常进行。因此，抑郁症患者会错过为自己的成就感到自豪或满意的重要机会。从自我调节的角度看，抑郁症最大的危害之一是能彻底改变人们的自我评估方式，从而导致患者长期处于消极的自我评价、痛苦和抑郁状态。了解自我调节的发展方式以及自我调节的问题如何导致抑郁症，或者抑郁如何导致自我调节出问题，对于理解自我系统疗法的策略和技术来说非常重要。首先，我们要对自我调节的发展过程中的几个关键概念做简单的介绍。

自我调节的发展过程

自我调节：社会学习过程

自我调节从童年早期开始形成，儿童学习如何让父母或其他养育者满足自己的需求（Higgins，1999）。儿童需要父母保护他们身体健康，也需要情感上的照顾和安全感等。儿童很快学习到自己的行为会怎么样增加或减少父母满足他们需求的可能性。如果儿童按照父母的意愿，在想吃零食时很礼貌地征得父母的同意，父母就会同意他吃零食，大家都会得到开心的结果。但如果儿童在发脾气的时候还跟父母要零食吃，父母就会拒绝儿童的请求，还可能皱着眉头让儿童去"思过"①。通过与父母以及其他成年人的反复交流，儿童

---

① "思过"的英文为 time out，在美国指家庭教育中的一种惩罚方式。儿童在"思过"期间不能说话、看电视、玩游戏和吃东西。——译者注

得到了一个明确的信息:"如果我冷静、有礼貌,好事就会发生(或者坏事就不会发生)"。

> 儿童在发现自己的行为会导致"好事"或"坏事"发生的过程中学习自我调节。

儿童在成长的过程中逐渐学习到了通过调节自己的行为,让好事发生得更多,让坏事发生得更少。这种自我调节行为成为指导他们未来行为的目标或标准。这种在与养育者的互动中学到的规则,形成了人们成年后看待自己、制定标准或个人目标的基础。

随着时间的流逝,与父母或其他养育者的互动一次又一次地发生,孩子逐渐形成了特征取向,来调节自己的行为。这些取向通常会保持到成年。人们倾向于在各种情况下用一致的方式进行自我调节,即特征取向。例如,有些父母非常强调严格遵守规则,他们会在孩子违反规则时惩罚孩子。于是,这些孩子会学习密切地关注规则,避免惩罚,即避免让坏事发生。在这种情况下,关注并遵守规则是一种适应性策略,孩子可以将学到的教训泛化并用到新的情境中,从而形成特定的特征取向。这些孩子在长大成人后,仍然会保持这种特征取向,继续以非常谨慎的态度对待他们所处的环境,并且一直在寻找方法来避免潜在的惩罚。

> 特征取向是在各种情况下相对一致的自我调节模式。

虽然人到了成年期,获得了新的经验和知识,但是对自己的认识仍然包含着童年时期关于怎样行动或者要成为怎样的人的重要信念。有些信念到了成年后就不适用了,可能在大部分时间处于休眠状态。然而,在压力特别大或者非常疲惫的时候,成年人也可能重新使用过去的信念。例如,一对父母在养育女儿时，会在她表现得不够女性化时撤回对她的关注和爱护。这个女孩长大后，在恋爱中也会有这样的倾向。她可能知道她现在的伴侣并不在意她到底有多女性化。但是，一旦与伴侣发生争执，出于习惯，她就可能像对待父母一样，通过增加女性化的行为（如注意自己的穿着和外表）来获得伴侣的爱和关心。这样的行为在当前的恋爱关系里可能一点效果也没有。但如果这是小时候被一再强化的模式，就很难改变了。对许多人来说，于早期发展阶段获得的自我认知在顺境中可能不太容易出现；但在逆境中，包括抑郁发作的时候，更容易被激活。

自我认知：自我信念和自我指导的功能

我们之前提出了一个问题："**我是怎样的人？**"很多人通常会用职业或信仰等客观特征来回答。但是，还有一个更宏大的问题："**我在这个社会上是怎样的人？**"很多人对此会有不同的、更主观的答案，这些答案取决于社会情境。随着时间的推移，我们会逐渐认识到"我是谁？"以及"我该如何做？"，而这些特征和行为可以发挥不同的作用（参见 Higgins, Strauman, & Klein, 1986）。当儿童与父母和其他养育者互动时，他们的行为会有一些规律性后果。当这些行为变成一种特征时，就会产生某些特定的后果。这时，这些行为特征就在发挥**工具性功能**了。这种功能并不限于童年期。例如，一个来访者可能会有以下信念："如果我把烦恼告诉别人，就把自己很脆弱的一面暴露出来了，我会因此受伤"。对来访者来说，谨言慎行、有所保留具有一种工具性功能——保护功能。

其他的自我认知可以帮助人们预测在某些情况下会发生什么。举例来说，人们对他们的工作表现，或者他们是否喜欢大型派对都有一定的信念。这些信念起到了**预期功能**。抑郁症患者很可能有很多"我无能"的信念，一部分可能是长期以来自我信念和自我指导之间的差异造成的。那些认为自己无能的来访者会预测自己无论在什么情况下，都无法把事情办好或不会成功。除了对任务型结果的预期外，人们还对自己在不同情况下或活动中的反应抱有信念，比如，"我真的很喜欢钓鱼""我讨厌跟人出去约会"。

自我认知的第三个可能的功能是**监督功能**。这一功能对自我差异和自我一致性的观念至关重要。如果人们感到自我信念与自我指导（一个理想的或应该的标准）之间有差异，就会产生一种消极的情绪状态。这种情绪状态表明，需要采取纠正行动来减少差异。相反，如果人们感到自我信念与自我指导一致，就会产生一种积极的情绪状态。自我认知为监督过程提供了必要的信息，而监督过程是自我调节的核心。

自我指导与促进目标和预防目标之间的联系

前面介绍了自我信念和自我指导（理想自我和应该自我）的概念。儿童学会了根据这两种自我指导来评价自己，并制定与之相关的目标。根据调节焦点理论（Higgins，1997），**促进目标**是努力让好事发生，如得到零食或赢得比赛；**预防目标**是努力避免坏事发生，如避免"思过"或考试失败。理想自我指导与促进目标有关，应该自我指导与预防目标有关。

自我调节包括两类目标：促进目标（努力让好事发生）和预防目标（努力避免坏事发生）。

当儿童长大成人后，提供与目标相关的反馈信息的重要对象也发生了变化。重要对象可能不再是父母，而是伴侣、朋友或同事。人们的自我指导、实现自我指导的后果以及无法实现自我指导的后果也会随之改变。比如，虽然一个人在十几岁的时候很想成为受欢迎的人，但是成年后会更关注成功。成年人所追求的目标也可能变得更加复杂和困难（例如，与公婆/岳父岳母好好相处，做一个好家长）。自我调节研究中最重要的一点就是人们可以把任何特定情况理解成促进目标或者预防目标。

- 促进目标："如果我对岳父岳母和颜悦色，耐心一点，我妻子一定会很高兴，我也会为我处理事情的方式感到高兴和骄傲。"
- 预防目标："如果我能控制住自己在岳父岳母面前的暴躁和沮丧，我就不会跟他们吵架，我妻子也就不会在接下来的三天里对我冷嘲热讽了，我会感到轻松和解脱。"

这些例子说明了区分促进目标与预防目标的关键概念：如果只观察这个人在与他的岳父岳母一起吃饭时的行为，我们无法判断他是专注于促进目标还是预防目标。对观察者来说，努力表现出善意和耐心，可能与努力不表现出暴躁和沮丧是一样的。

无论从促进的角度还是预防的角度出发，个人对晚餐聚会目标的描述可能是一样的："当我和岳父岳母一起去吃饭时，我的目标是和他们好好相处"。他的目标到底是促进目标还是预防目标，是由他对目标的**思考方式**和他预期可能产生的后果决定的（包括他做成这件事或者搞砸这件事之后可能有什么样的情绪）。一个人到底用促进目标还是预防目标来指导他的行为不是显而易见的，也不完全由情境本身决定，需要进行一些调查才能知道。人们所追求的大多数目标在本质上其实并没有促进和预防之分。人们的动机究竟是为了促进还是预防，取决于每个人对情境的不同看法。

在儿童发展出特征取向（在不同情境中相对一致的自我调节模式）后，他们会自然而然地倾向于从特定的动机角度思考各种情境。孩子在多年与养育者的互动中感受到的关于社会和世界的信息，决定了这些个体差异。有些孩子从和父母的互动中接收了这样的信息："让好事发生是最重要的"。另一些孩子从和父母的互动中接收了另外的信息："避免坏事发生是最重要的"。所有人在童年期都会接收这两种信息。但对一些人来说，其中一种信息占主导地位。因此，他们倾向于主要通过一种视角看待社会和世界。

促进、预防和情绪

儿童了解到，以特定的方式做事或不按特定的方式做事都会有情绪上的后果，而这些后果对于促进目标和预防目标来说是不同的（见图2.2）。随着时间的推移，儿童能够预测这些结果，并试图调节自己的行为，以达到或避免这些后果。

	成功情绪	失败情绪
促进目标	愉快，骄傲	伤心，沮丧
预防目标	放松，平静	焦虑，内疚

图 2.2
目标追求的成败和情绪后果

当孩子取得一些成就上的进步时（促进目标），父母或养育者会给予爱和关注，孩子就会感到高兴或自豪。当孩子未能在促进目标上取得进步时，父母或养育者就会拒绝给予爱和关注，孩子就会感到悲伤或沮丧。久而久之，孩子就会明白一个道理：当我做了某事（取得成就）时，就会有好事发生；当我没有做某事时，好事就不会发生了。

与此相反，若孩子成功地遵守规则、履行责任和义务（预防目标）时，父母没有采取惩罚措施，孩子就会感到平静和安全。然而，若孩子违反这些规则或没有履行责任时，父母批评或惩罚了孩子，孩子就会感到焦虑和内疚。久而久之，孩子也会学到这样的教训：当我做了某事（履行责任）时，我就不会受到惩罚，坏事就不会发生；当我不做某事时，坏事就会发生。

我们把这种体验称作**心理情境**，这一术语是社会心理学家库尔特·勒温（Kurt Lewin, 1946 / 1951）提出的。心理情境的概念是当代社会和认知心理学中图式思想的前身，指的是一种用于解释复杂的社会互动的心理结构。在自我系统疗法中，许多来访者和治疗师都会一起做一些工作，来理解来访者在成长中遇到的典型的心理情境，以及他们目前经历的心理情境。

当儿童在与他人互动的过程中反复体验积极和消极的心理情境时，他们会建立一套关于自己是谁的信念。这些自我信念包括特征或属性以及行为，也包括情绪信息（例如，当我是什么样的时候，我感觉如何）。在获得这些自我信念的同时，儿童还建立了一套自我指导——他们的理想自我和应该自我。自我指导还包括有关属性和行为的信息，但在自我指导中的属性和行为可能是儿童不具备的。例如，儿童可能想成为运动健将，但不觉得自己是运动健将。这些类型的自我认知——人们对自己的信念和对自己与周围人的关系的期望——是自我调节的关键组成部分。

当我们反复经历心理情境时，可能会形成具有某些特征的强烈自我认知。具体来说，强烈的自我认知有三个特性。无论人们是否成功地实现了目标，这些特性对于理解自我评价如何影响动机和情绪都非常重要。

- 强烈的自我认知具有**可及性**，这意味着关于自我的某些信念（包括自我信念和自我指导）贴近认知表层，很容易激活。日常的生活情境或人际交往可以激活自我信念；内部线索，如悲伤和焦虑，也可以激活自我信念。举个例子，如果一对父母非常成功、很重视学业上的成就以及孩子是否聪明，那么他们的孩子可能在"聪明""学业成功"上有很强烈的自我指导。因此，他可能很难交到朋友。因为在人际交往中，他觉得有必要显示自己有多聪明，而别人会觉得这样很讨厌。
- 强烈的自我认知具有高度**一致性**，也就是说，强烈的信念往往与其他具有类似动机和情绪意义的信念联系在一起。当一个强烈的信念被激活时，其他强烈的信念也可能被激活，即使它们似乎没有逻辑上的联系。在前面的例子中，那个对自己要"聪明"有着强烈信念的人，也可能对控制情绪有强烈的信念。虽然这两个特征之间没有必然的逻辑关系，但对他来说，当一个特征被激活时，另一个特征也会随之被激活。
- 强烈的自我认知具有高度**承诺性**，这意味着强烈的自我信念和自我指导被认为是极其重要的。当一个强烈的自我指导被激活时，它在动机上的重要性就会占据中心位置，在各种情境中驱动行为和情绪。即使在一些人与人的交往中，自我指导本身并不重要，个人也会觉得必须以这些与自我指导相关的目标衡量自己。如果自我评价表明这个人没有达到这些目标，就会产生强烈的消极影响。比如，那个对自己要"聪明"有着强烈信念的人，在和一群同事一起看了一部电影之后，很懊恼地回家了。因为他把一些历史事实记错了，并且坚信自己看起来非常蠢。在他的脑海中，一个原本有趣的夜晚被毁了。因为他的自我指导对"聪明"非常重视，所以他只记得自己说错了一些历史事实并被同事纠正的那 10 秒。

> 强烈的自我认知具有很强的可及性、一致性和承诺性。

上面的例子表明，强烈的自我认知的特性，包括可及性、一致性和承诺性，可能会给人带来负面影响。但是这些特性在本质上并不是适应不良的。这些特性在人们追求重要目标的时候是非常有用的。现代社会认知研究最深刻的发现之一，就是人们在日常生活中会有各种各样的心理捷径。如果捷径可以让人们经常把注意集中在最重要的自我指导和相关目标上，他们就能更好地达到这些目标。如果有人要参加铁人三项比赛，赢了就可以得到一大笔钱，但她认为自己的训练强度不够（出现了自我差异），那么把精力放在目标和尚未完成的训练任务上会很有帮助。至少在比赛前，保持对目标的强烈关注有助于她离目标更近。然而，当一个人离目标还很远，或者认为自己因为任何原因（例如，情绪低落）而无法取得进步时，不断地提醒她当前的自我和目标之间的差异（自我指导）会让她感到沮丧和挫败。

特征取向

特征取向往往是稳定的。研究显示，即使研究对象的具体信念发生了巨大的变化，它主要以促进或预防为重点的自我调节倾向也会持续数年之久（Strauman，1996）。由于个体自我调节的特征取向比较稳定，所以如果个体经常性地自我调节失败（无论是以促进为重点还是以预防为重点），那么这个人患抑郁症等疾病的风险就会增加。

> 倾向于关注理想自我指导，会让人产生对于促进目标的特征取向。
> 倾向于关注应该自我指导，会让人产生对于预防目标的特征取向。

自我调节是一种应对环境挑战和要求的努力。对人类来说，这种环境是人际关系环境。在一个人发展出自我调节能力和一种特殊的自我调节风格之后，这些能力和风格就会像其他生存导向的心理过程一样，持续地、自动地发挥作用。认为自己未能实现重要的促进目标或预防目标的人，无论是否有意地评价自己，都可能体验到苦恼。即使个人试图不评价自己，苦恼也常常出现。

如果人们不能成为特定类型的人——在过去一直与取得积极结果或避免消极结果联系在一起的那类人——就会出现和生存或安全受到威胁时同样的情绪反应。这些情绪反应并不由是否存在真正的幸福威胁来决定，也不需要在追求重要目标时对自身现状进行理性分析。比如，一个学生认为自己必须是班上表现得最好的，如果她觉得自己是第二名，就会感到痛苦。要引发负面情绪及相关症状，只需要个体在持续进行自我调节的过程中觉察到自我差异。如果感知到的差异长期存在，困扰也会持续存在。为了改善不成功的自我调节，了解这些倾向的来源及其在日常生活中的表现是很有帮助的。自我系统疗法的策略和技术以了解自我调节的发展和运作过程为基础。

自我调节和抑郁

自我调节的理论和研究与抑郁症有什么关系呢？抑郁症的基本特征之一是积极情绪过少，消极情绪过多。如前文所述，促进目标和预防目标在成功和失败时会导致不同的情绪后果。当人们成功地达到预防目标时，由此产生的情绪体验是平淡的，因为他们避免了一些不好的事情，感到轻松或安全。在预防目标实现之前，人们往往会感到焦虑和不确定，害怕不好的事情发生，希望它不要发生。另一方面，当人们成功地达到促进目标时，由此产生的情绪体验是强烈的、积极的，人们会感到高兴、欣慰或充满自豪感。当人们向促进目标迈进时，他们期待着获得某种奖励；如果失败了，他们就会感到悲伤和失望，因为他们知道自己错过了好东西。

重要的是要认识到，以促进或预防为重点本身并无好坏之分。从长远看，能够灵活地处理各种情况，最有效并最大限度地取得积极成果，对于个人来说是最有利的。例如，如果带一个十几岁的儿子去上第一堂驾驶课，那么以预防为主更重要。然而，在休闲度假的第一天醒来时，以促进为重点更合适。某些情境可以同时包含促进目标和预防目标。例如，带着年幼的孩子去海滩时，父母可以同时有促进目标（例如，享受好天气，与家人共度时光）和预防目标（例如，在水中看管孩子的安全）。在这种情况下，同时拥有两种类型的目标是合适的，父母可以在整个海滩之旅中交替使用这两种目标。母亲在孩子起床前到海滩上散步时，可以放松心情，享受大海的声音。但当孩子在海浪中追逐打闹时，她可能需要集中注意看看有没有潜在的危险。

在自我系统疗法的框架中，抑郁症涉及缺乏对促进目标的积极的、成功的追求，以及长期感知到理想自我和现实自我之间的差异（Strauman，2002）。在情绪上，缺乏对促进目标的追求或追求失败将导致长期的失望和悲伤（长期的负面情绪），以及很少有机会体验到成就感（缺乏正面情绪）。如果个体还有强烈的想要预防失败的倾向，则很可能共病焦虑症。自我系统疗法旨在通过以下步骤纠正这些自我调节方面的问题：

- 开始或恢复对积极的促进目标的追求；
- 提高目标导向行为的效率；
- 减少自我差异；
- 恢复促进和预防之间的平衡。

> 抑郁症的特点是现实自我与理想自我之间长期存在差异，对于促进目标的追求水平低。

为什么有些抑郁症患者在自我调节方面会有这么多问题？虽然没有一个普遍的答案，但有几个因素会导致自我调节出现问题，从而导致抑郁症。

1. **自我指导太极端、标准过高。** 后面关于完美主义的部分会对这个问题进行详细阐述。如果设定的标准几乎不可能达到，比如，永远不能让孩子吃不健康的食物，就可能因为追求目标而不断挣扎，最终导致长期失败。
2. **目标的具体化有问题。** 当一个目标过于抽象时，可能难以或无法衡量实现目标的进展。同样，当一个目标过于长期时，可能难以持续努力地实现它。
3. **要灵活地选择目标。** 即使获得了新技能，有些目标仍然可能无法实现。这时候，最好的选择可能是从不可能实现的目标中抽离，无论是永久性的还是暂时性的。社会心理学家早就知道，在停滞不前的时候，从一个目标上转移到另一个更有可能取得进展的目标上，这种行为表现出了高度适应性。
4. **缺乏对目标进度的关注。** "眼睛盯着奖品"是一句美国的俗语，这样做可以起到激励作用。但在前进的道路上承认进步、奖励进步也很重要。抑郁的人可能只关注最终的结果，而无法体验到进步时应有的积极情绪。有效的对促进目标的追求中应包含反馈循环，即当人们越来越接近预期的结果时，去感知进步、体验积极情绪，人们会因不断地增加进取的动力而受益。

5. **对现实自我的评价不准确**。如果自我信念有失公允或者过于消极（在抑郁症中常常如此），就会出现主观上的自我差异，而这种差异其实并不存在或者非常微小。如果这种消极的自我信念没有随着目标的实现而改变，所感知到的自我差异就不会如期减少。

6. **追求目标的策略无效**。一个人的标准或目标可能是相当合理的，但如果追求这些目标的方法不奏效，就会停滞不前。

7. **缺少必要的技能**。如果达到目标需要某些技能，那么当个体缺乏这些技能时，就不可能实现目标。社交或人际交往技能的缺失，会使有效地追求目标变得极为困难。

8. **环境因素不可控制**。有些目标可能需要对环境中无法控制的方面采取控制。举一个常见的例子，你的目标是期待别人改变他们的行为，但别人不想或无法做出改变。

9. **促进目标不足**。有些人在追求目标方面相当成功，即制定了具体的、合理的目标，并运用了适当的策略。但是他们错过了体验积极情绪的机会，因为他们的目标几乎都以预防为主。

当人们抑郁时，会由于上述几点原因而难以向自己的目标迈进；若无法实现目标，就会产生消极情绪。强烈的自我认知的几个关键特征（可及性、一致性和承诺性）在需要强烈关注一个目标时是有用的。然而，它们可能会对正在与抑郁症做斗争的人不利。例如，由于达不到目标而产生的负面情绪体验会增加自我差异的可及性。当抑郁症患者经历了长期的目标失败时，就不断地被提醒着他不是他想成为的人。不断的失败提醒会破坏未来追求目标的尝试。采用自我系统疗法的治疗师的作用是在这个循环中找到一个立足点并开始打破它。

自我调节问题导致抑郁症的确切机制尚不清楚。抑郁症是一种涉及众多生物因素和社会心理因素的相互作用的疾病,其病理机制无疑是复杂的。自我系统疗法的一个工作假设是,处于抑郁状态意味着不能有效地追求和实现目标,尤其是促进目标。认真评估自我调节中的所有潜在问题,对于有效地确定干预工作的目标至关重要,这也是为什么自我系统疗法的前两个阶段侧重于评估和探索。

完美主义和抑郁

完美主义在抑郁症患者中很常见。由于自我系统疗法特别关注自我信念和标准,所以非常适合有完美主义倾向的抑郁症患者。完美主义的极端标准和思维僵化(Blatt,1995)与夸大的责任感和义务感(太以预防为重心)有关。图 2.3 说明了这一过程。

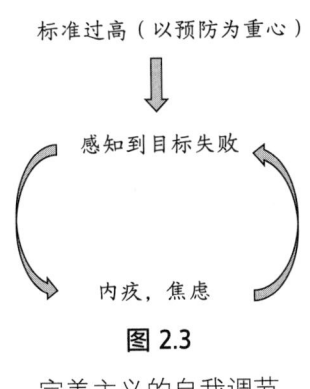

图 2.3

完美主义的自我调节

抑郁症患者往往意识不到他们正在进步,他们可能会有错误的、偏向于消极的自我信念。这些问题，再加上极端高标准的、以预防为重点的完美主义，很可能导致恶性循环。抑郁的完美主义者无法达到他们的预防目标，或者无法认识到自己的进步，他们不断经历着内疚和焦虑，使得追求目标更加困难。完美主义的抑郁症患者既有抑郁症的特点（缺乏促进目标），也有完美主义的特点（过度注重预防目标）。自我系统疗法的优势之一是治疗师可以使用相似的干预策略同时治疗这两个成分。

第三章 自我系统疗法适合你的来访者吗？

目标

- 如何识别可以从自我系统疗法中获益的来访者
- 评估抑郁症的策略和工具
- 为来访者提供诊断反馈的有效方法
- 评估自我调节的策略和工具

确定适合自我系统疗法的来访者

抑郁症在其症状、特征和原因方面是一种高度异质性的疾病。自我系统疗法针对的是特定的来访者群体，即有自我调节问题的抑郁症患者。自我系统疗法对抑郁症来访者是有效的，并能使抑郁症状显著减轻（Eddington et al., 2015; Strauman et al., 2006），其疗效在自我调节有困难的来访者中得到了最大限度的发挥。在本章中，我们会解释这在临床实践中意味着什么，并提供了一些基本的信息，来帮助治疗师确定适合的来访者，让他们有可能通过自我系统疗法获得最实质性的帮助。

抑郁评估

随机对照试验表明，对于被诊断为轻度至重度抑郁症或持续性抑郁障碍（以前称为恶劣心境）的患者而言，自我系统疗法是合适的治疗方法。为了确定来访者是否可以从自我系统疗法中受益，我们强烈建议对来访者进行全面的诊断评估和医学检查，以排除情绪障碍的非心理原因。

共病

抑郁症与其他心理疾病有很高的共病率以及重叠的症状和特征。使用半结构化诊断性访谈［如第五版《精神障碍诊断与统计手册》(*Diagnostic and Statistical Manual of Mental Disorders*)的结构化访谈］（First，Williams，Karg，& Spitzer，2015）和具有常模比较的自陈式症状测量方法［如贝克抑郁清单Ⅱ（Beck Depression Inventory Ⅱ)］（Beck，Steer，& Brown，1996），能帮助我们得出最可靠的诊断结论。在进行治疗前，应明确排除的病症包括双相障碍、物质相关及成瘾障碍、反社会性人格障碍和边缘性人格障碍。

被诊断为抑郁症的来访者往往有其他临床症状，其中最常见的是焦虑。共病焦虑症的来访者也可能适合自我系统疗法。调节焦点理论为理解焦虑和抑郁共病的出现提供了一个框架，特别是抑郁症共病广泛性焦虑症（Strauman & Eddington，2017）。虽然本书主要关注抑郁症，但有证据表明，自我系统疗法可以减少共病的焦虑症状（Eddington et al.，2015）。

> 自我系统疗法适用于原发性重度抑郁症患者，包括共病焦虑症的患者。
> 自我系统疗法对有自我调节困难的患者特别有效。

对于共病其他精神疾病（如创伤后应激障碍、进食障碍或躯体障碍）的来访者，治疗师必须判断抑郁症是不是主要的诊断，来访者是否更有可能从专注于抑郁症而非共病疾病的治疗中获益。这种判断具有挑战性，可能需要询问一些在标准自我报告和访谈工具中没有的问题。

其中一种方法就是询问来访者，哪一个问题最令他痛苦，或对他造成了最大伤害。例如，一个同时符合抑郁症和长期躯体症状障碍诊断标准的来访者可能会报告，虽然躯体症状障碍对他造成了负面影响，但抑郁症对他日常功能的影响更大。然而，这种简单的方法也有缺点。许多来访者缺乏分别评估两种精神疾病的知识和洞察力。训练有素的治疗师尚且在与共病有关的问题上费尽心思，我们不能指望大多数来访者能做出准确的判断。

另一种方法是检查问题的时间进程。例如，一个患有抑郁症和惊恐发作并伴有广场恐惧症的来访者可能会报告惊恐发作的发病时间比与抑郁症有关的问题早几年出现。他可能报告，随着惊恐发作的恶化和回避的增加，他失去了工作和朋友，抑郁症开始出现，他发现自己越来越孤立。在这种情况下，抑郁症似乎是潜在的惊恐发作和广场恐惧症的后果，首先侧重于控制惊恐发作和焦虑的治疗可能是最成功的。

自杀

自杀问题可能在评估阶段出现。自杀倾向在抑郁症患者中很常见，但不一定是自我系统疗法的禁忌。治疗师需要进行全面的风险评估，以确定自杀问题的严重程度。自我系统疗法不适用于有强烈的自杀意念、自伤意念和计划的抑郁症患者。然而，对于没有长期自杀风险或已成功地解决了急性危险的患者，自我系统疗法是可行的治疗方法。

采用全面的方法

诊断性评估包括确定来访者是否符合抑郁障碍的标准，以及是否符合共病的诊断标准。评估过程还包括更全面地了解患者目前的问题。例如，治疗师应该对来访者最近的生活事件和当前的压力源进行常规评估。熟悉自我系统疗法理论基础的治疗师在评估这些事件时，必须注意自我调节问题在这些事件中可能起到的作用。

确定来访者的优势是评估过程的另一个重要的组成部分。如果不仔细考虑来访者带来的"资产"，任何个案概念化都是不完整的。稳固的社会支持网络、洞察力、强烈的改变动机，以及愿意在会谈外进行额外的治疗工作，这些都是来访者的优势。在治疗师开始治疗的早期阶段就应该考虑到这些优势，帮助来访者设定目标并参与治疗计划。

提供诊断性反馈

由于人们对心理健康——特别是抑郁症——的想法和态度差异很大，治疗师应该用来访者能理解的语言提供准确的诊断反馈。治疗师应该提供关于抑郁症的特点和现有治疗方法的心理教育。网上有海量的有关心理健康的信息，这可能会让来访者不知所措。我们强烈建议治疗师向来访者提供少量值得信赖的网站和在线资源，并鼓励来访者与其家人、爱人分享这些链接，这样他们就能更好地了解抑郁症以及从治疗中受益。

虽然评估过程的一个主要目标是收集信息，但这并非唯一重点。在治疗早期，为了给治疗打下良好的基础，需要建立良好的治疗同盟，评估和适当地调整来访者对治疗的期望，并给来访者灌输希望。各种治疗方法都很重视和来访者建立融洽的关系。来访者可能会带着不切实际的或不准确的期望进入治疗。并非所有抑郁症患者都对症状的改善持悲观态度，但是对治疗效果悲观的来访者的治疗效果更差。在治疗初期，你应该仔细评估来访者对治疗的期望，借此机会纠正错误观念，给来访者灌输希望，让他们相信改变是可以实现的。

抑郁症的调节缺陷

自我系统疗法是一种适合抑郁症患者的治疗方法。如果抑郁症患者因为自我差异而感到痛苦，或在制定和追求让他们感到满意、自豪或成就的目标方面存在问题，那么自我系统疗法很可能有特别好的疗效。除此之外，自我系统疗法也特别适用于长期无法实现促进目标（追求理想和努力让好事发生）的来访者。我们可以对抑郁症患者进行评估，如果他们对下面每一个问题的回答都是肯定的，就说明自我系统疗法的策略可以应用于目前的问题。

- 来访者是否因为没有达到自己的标准或没有成为他理想中的那种人而感到痛苦？
- 来访者是否难以设定和实现个人目标，尤其是专注于"让好事发生"的目标？
- 当涉及促进目标（努力让好事发生）时，来访者是否比较缺乏这类重要目标？

在下一章，我们将根据在第二章讨论过的理论框架来概述自我系统疗法。

第四章 对自我系统疗法策略的概述

目标

- 自我系统疗法的治疗目标
- 自我系统疗法的作用机制
- 比较自我系统疗法与其他疗法的特点
- 概述抑郁症的自我系统疗法的结构
- 自我系统疗法的主要治疗技术
- 在自我系统疗法中,治疗关系的意义

自我系统疗法的目标

在自我系统疗法中,治疗师和来访者会集中精力实现一系列具体目标。

1. 教育来访者有关自我调节的知识,包括其情绪后果及其在抑郁症中的作用。
2. 协助来访者开始或重新开始有效的、促进取向的目标导向行为,以增加在日常生活中产生积极情绪的机会。
3. 通过审视有助于塑造来访者的重要人际关系和生活情境,评估来访者的自我信念、自我指导和特征取向（促进或预防）。

4. 识别在特定的日常生活情境（心理情境）中出现的自我调节问题模式。

5. 帮助来访者了解其特征取向如何影响他们设定目标和追求目标，进而影响心理情境。

6. 最重要的是，帮助来访者修复或补偿自我调节中的问题，这些问题使他们难以成为自己想要成为的人。

我们认为，大多数在自我调节方面有问题的来访者都能从所有这些目标中获益。因此，本书和配套的《来访者工作手册》将自我系统疗法的治疗策略和技术作为一个整体来介绍。然而，如果治疗师了解自我系统疗法的理论基础，并且能够在自我调节的框架内对来访者的问题进行概念化，那么即使在另一种兼容的短期技术治疗框架中，自我系统疗法的各个组成部分也能得到充分的选择和实施。

自我系统疗法最显著的特征是有一整套治疗目标（如促进取向不足、目标进展停滞不前、长期自我差异、不现实或不适当的标准）以及相关策略。这些治疗目标和策略可以无缝地整合到治疗计划中。例如，治疗师正在使用认知行为疗法，但是发现来访者具有明显的完美主义特征，这时就可以使用自我系统疗法的策略和技术，针对来访者的自我标准进行补充治疗。

作用机制假设

因为自我系统疗法侧重于作为动机过程的自我调节，所以治疗的目的是改变每个来访者如何设定、追求和监督重要的个人目标。其中一些目标是由自我信念和自我指导（理想自我和应该自我）之间的差异定义的。具体的自我系统疗法策略和技术针对的是自我调节中可能存在的各种问题；第二章提供了一系列例子。从广义上说，自我系统疗法的作用机制是实现更加高效的自我调节。

具体来说，直接针对自我差异是自我系统疗法发展的驱动理论。自我认知（自我信念和自我指导）可以在个人进行日常工作和与他人互动时被反复激活。激活可以非常有用，它提醒人们需要注意某些目标并付诸行动。但对于抑郁症患者来说，反复激活自我认知可能是有害的，而不是有用的。

某些信念或自我指导的重要性可能被夸大了，以致它们太容易被激活，即使在不适合的场合也一样。自我指导可能太极端，如完美主义；或者自我信念不准确，增加了自我差异的严重性和持久性。修改自我认知可以减少自我差异，提高自我一致性，具体目标包括以下几点。

1. 修改自我信念和自我指导。
   - 扩大自我信念的范围，纠正自我评价的缺陷；采取更现实的自我指导。
2. 修改激活自我信念和自我指导的可能性。
   - 增加或减少特定的自我信念或自我指导被激活并用于持续的自我评价的可能性；具体而言，减少自我差异的激活，增加自我一致性的激活。
   - 调整特定的自我信念或自我指导适用的情况范围；确保信念或指导和情境适配。
3. 改变自我信念和自我指导的重要性。
   - 增加或减少自我信念或自我指导的激励意义，使其对来访者的重要性可增可减，使其更具有适应性。

自我系统疗法和其他疗法的区别

自我系统疗法与其他成熟的抑郁症治疗方法有一些共同特点，但也有区别。你可能已经熟悉这些方法中的一些或者全部了，并且可能想知道如何确保你能够正确地开展自我系统疗法的治疗。最有效的方法之一就是考虑自我系统疗法和其他具有某些共性的疗法之间的相似和不同之处。

自我系统疗法和认知行为疗法的区别

抑郁症的自我调节模型及其前身（自我差异理论）与认知行为疗法（Beck，Rush，Shaw，& Emery，1979）有着共同的理论基础。两者都是以认知为基础的抑郁症模型，强调对自己和世界的特定认知所导致的情绪后果。然而，两者有几个重要的区别。认知行为疗法针对的是消极的认知三要素（对自我、世界和未来的负面信念），目的是通过改变扭曲的思维模式来减轻抑郁。只要抑郁症患者学会了识别和挑战消极的思维模式（这是认知行为疗法的核心技术），临床上的改善就会随之而来。认知行为疗法通常包括对自我信念的一些关注，但这个主题不一定是治疗的主要焦点。

相反，自我系统疗法有时会挑战歪曲的思维，但这不是治疗的重点。比如，如果很明显地认识到患者的长期自我差别是由于错误的自我认知导致的，治疗师就可以利用认知策略来修正错误的认识。然而，歪曲思维的动机的重要性（不必要地维持无效的差异）是自我系统疗法的主要关注点。

以一个来访者为例，她说她在照顾生病的父亲方面做得不够。尽管在治疗师看来，她已经做了自己能做的一切。在认知行为疗法中，对这一想法的讨论包括：检查支持和不支持这一想法的证据，确定起作用的认知歪曲类型，产生一个更现实的替代想法，并检查歪曲的想法与来访者的核心信念之间的关系。在自我系统疗法中，对于这个想法的讨论主要包括：检查来访者照顾父亲的标准和她在这种情况下的目标（促进目标或预防目标），确定这些标准是否合理，评估达到标准的策略，并帮助她适当地修改目标或策略。对标准的讨论可能会显示出一种认知歪曲（她的标准不合理，高得离谱，使人觉得她的行为与她的目标还差得远），但这和认知行为疗法的重点完全不同。

自我系统疗法和人际关系疗法的区别

抑郁症的自我差异理论和自我调节模式也与抑郁症的人际关系疗法有着共同的理论基础（Klerman，Weissman，Rounsaville，& Chevron，1984）。然而，人际关系疗法并不涉及对自我系统（自我信念和自我指导）的重点关注，也不深入探讨来访者的标准、自我评价或对重要个人目标的追求。人际关系疗法主要关注人际关系和角色转换，旨在通过帮助来访者识别和解决当前与抑郁相关的人际问题来减少抑郁症状。

自我系统疗法的一些策略，比如，自我情境评估和心理情境分析与人际关系疗法一样，主要关注与抑郁症状相关的人际情境。然而，在自我系统疗法中，这些策略是用来确定有问题的自我调节模式的。

自我系统疗法和行为激活疗法的区别

抑郁症的行为激活疗法（behavioral activation therapy，BAT）侧重于回避行为模式和环境强化物，将其作为导致抑郁症的重要因素（Jacobson，Martell，& Dimidjian，2001）。行为激活疗法的模型强调抑郁的原因是负面的生活环境，自我系统疗法强调自我调节缺陷。在具体实施过程中，行为激活疗法与自我系统疗法的行为策略的重要区别是：行为激活疗法的目的在于增加来访者的目标导向活动，自我系统疗法则注意到日常活动动机的影响。具体而言，自我系统疗法对抗抑郁行为的治疗方法应侧重于重新开始或增加来访者对个人重要的促进目标（积极结果）的追求。

如第二章所述，治疗师必须注意正确地识别来访者对于特定目标的理解。有些目标到底是促进型的还是预防型的，不是直接能看出来的，还需要进一步探讨。仔细关注目标类型（促进型或预防型）及其潜在情感后果，使自我系统疗法有别于一般的行为激活。

自我系统疗法和接纳与承诺疗法的区别

接纳与承诺疗法（acceptance and commitment therapy，ACT）基于一种完全不同的语言和认知理论模型（Hayes，Strosahl，& Wilson，1999）。接纳与承诺疗法的主要目的是提高心理上的灵活性，减少经验回避；而自我系统疗法的主要目的是改善自我调节的问题和失衡。自我系统疗法和接纳与承诺疗法共同关注价值观和目标（许多其他形式的治疗也是如此），但这种关注的性质和功能是不同的。

避免无谓的重复

人际关系疗法和认知行为疗法中的一些具体技术，如对日常经验和情况的自我监督以及对人际关系的探索，已被纳入自我系统疗法。为了避免无谓的重复，这些治疗方法中有效的、被广泛认可的策略被编入了自我系统疗法，来提高自我系统疗法在关注与抑郁症有关的自我调节方面的有效性。随着对自我系统疗法主要组成部分的介绍，大家会发现一些明显的相似之处。

在总结自我系统疗法与其他治疗方法相比的显著特点时，要强调三个重点。

1. **自我系统疗法对抑郁症的目标问题的定义不同。** 认知行为疗法治疗的重点是认知歪曲，人际关系疗法治疗的重点是角色和人际问题，而自我系统疗法关注的是在抑郁症状的发生和维持中的动机问题，即有问题的自我调节。自我系统疗法从一开始就旨在针对抑郁症患者中的一个特殊群体——以自我调节问题为特征的抑郁症患者。

2. **自我系统疗法在动机理论、发展理论和社会认知理论方面有着坚实的基础**（见第二章）。自我系统疗法的理论基础描述了自我系统（自我信念和自我指导）在情绪体验和动机中的作用。该理论提供了一个发展的视角，说明童年经历如何塑造了特定的自我指导和特征性的动机取向（促进或预防）的形成。

3. **自我系统疗法的特点是具有鲜明的治疗诱导变化模式**。由于自我系统疗法主要关注的是动机系统，而不是认知歪曲或人际关系问题，所以应发生不同的治疗诱导变化。自我系统疗法的策略和技术不仅是为了减少抑郁，更是为了提高来访者在自我评价和追求个人目标方面的能力。

介绍完自我系统疗法治疗的主要目的、理论机制以及它与其他疗法的相似及不同之处，接下来将介绍自我系统疗法的结构。

抑郁症的自我系统疗法的结构

个性化的治疗

自我系统疗法是一种基于特定的抑郁症理论的结构化临床干预，因此它也包含了某些基础要素。然而，灵活性是任何结构化治疗的关键。治疗师可以自由地调整他们的策略、技术和作业，以适应每个来访者的独特需求。自我系统疗法是涉及自我调节缺陷的治疗目标和策略的集合，它可以是治疗的唯一重点（实施完整的自我系统疗法方案），也可以与其他合适的治疗工具联合使用。

治疗手册对于以可靠的方式传授和提供治疗是非常有用的。在本书以及配套的《来访者工作手册》中描述的策略和技术已在先前的随机对照试验中得到验证。然而，治疗手册的结构性太强也备受诟病，过度依赖或僵硬地依赖治疗手册与较差的治疗结果有关。有证据表明，非特异性因素或共同因素在心理治疗的有效性中占很大一部分。尽管本书强调了自我系统疗法的独特重点和要素，但我们也提到了在任何有效的治疗中都应包括的许多共同因素（如高质量的治疗同盟等）。

接受治疗的来访者在以前的治疗经验、问题的复杂性（如症状的严重性、共病状况、生活环境）、洞察力水平、出勤率、对家庭作业的依从性以及日常生活中治疗技术的使用等方面有很大的不同。这些差异会影响治疗的速度和治疗策略的相对效果。自我系统疗法的结构希望在全面强调自我调节的前提下，允许治疗师根据来访者的需要调整治疗的重点。

自我系统疗法的不同阶段和治疗节奏

本节介绍了自我系统疗法的三个阶段，包括每个阶段的目标和在每个阶段如何进行治疗。下面的章节将对每个阶段的原理、策略和技术进行更深入的讨论。

我们建议来访者在一对一的治疗中尽快完成对症状和当前功能的简单评估，在整个治疗过程中，我们都应该进行跟踪。越来越多的文献表明，常规的结果跟踪能带来更好的疗效，各种结果测量和评估工具都很容易找到。你应该在每次治疗开始时对之前的治疗进行总结，以巩固来访者对上次治疗信息的记忆，并引起对关键信息或结论的注意。虽然治疗后并非总会布置家庭作业，但如果有作业，就应该在下一次会谈中和来访者一起回顾。要求来访

第四章 对自我系统疗法策略的概述

者在会谈之外做某件事而不去跟进是没有意义的，这将给来访者传递一个信息，即这个作业并不真的重要。在每次会谈结束时，应该进行简短的总结，并让来访者有机会提供反馈。

本书是基于 16 次会谈的治疗模式。尽管我们相信，和来访者一起决定治疗的节奏很关键，但是在表 4.1 中，我们给出了进行 16 次会谈的推荐。每个阶段的会谈数相似。一些来访者可能会受益于在某些策略上花费更多时间，或者能在治疗过程中更快地取得进展。在开始第一次会谈之前，应该对来访者进行评估，以确定自我调节问题是不是导致当前抑郁发作的可能原因。

第一阶段，即**定向阶段**，其目的是向来访者介绍自我调节的基本概念，检查其自我调节风格形成的社会环境，并形成对于和抑郁症相关的自我调节问题的初步概念化。在这一阶段，你也要帮助来访者开始或恢复以促进为重点的目标导向活动。在这个阶段结束时，来访者应该熟悉什么是自我调节，以及促进目标与预防目标有什么不同，并能将这些知识应用在目标追求上。他们还应该习惯于思考自己在不同的关系中是怎样的人，以及别人对自己的期望。你应该开始在自我调节的框架下对来访者的困境进行概念化。

第二阶段，即**探索阶段**，首先要确定来访者的自我信念和自我指导。在此过程中，你应该注意有哪些不准确或夸张的问题需要解决。然后，和来访者开始分析来访者的自我调节风格如何影响他的经历——他在这些情境中的目标、他如何追求这些目标以及结果。收集了来访者在自我调节方面众多的优势和劣势之后，共同的主题出现了——和来访者重新审视原始的问题概念化。在治疗的最后阶段，改变的目标也被确定下来。

第三阶段，即**适应阶段**，着重于实施改变策略或实施补偿策略，以适应不能改变的特征或情境。这一阶段分为几个模块，根据每个来访者的个人需要，可以选用，也可以按顺序用，或者完全不用。准备结束治疗和预防复发标志着治疗进入尾声，承认来访者正在进步，并将继续利用所学的新技术来达到他想要达到的目标。

表 4.1　自我系统疗法：建议一个包含 16 次会谈的疗程

自我系统疗法的不同阶段	大概的会谈安排	目标	策略和技术
预处理评估	不适用	1. 评估抑郁症并排除其他诊断	1. 结构化的诊断访谈，标准化的调查问卷
定向阶段	第 1—4 次会谈	1. 确定自我调节和抑郁症之间的关系 2. 检查社会背景 3. 初始的目标导向活动 4. 问题概念化和制订治疗计划	1. 关于抑郁症和自我调节的心理教育 2. 自我情境评估 3. 自我监督和活动计划 4. 提出初步概念化并协商对治疗目标的承诺
探索阶段	第 5—8 次会谈	1. 收集有关自我信念和自我指导的信息 2. 分析心理情境 3. 修正问题概念化	1. 自我信念分析 2. 心理情境分析 3. 结合自我信念分析和心理情境分析的信息，完善问题概念化
适应阶段	第 9—15 次会谈	1. 减少自我差异，提高自我一致性 2. 改变自我调节风格 3. 调节完美主义	1. 适应阶段：模块 1 2. 适应阶段：模块 2 3. 适应阶段：模块 3
结束治疗和预防复发	第 16 次会谈	1. 解决与结束治疗相关的事宜 2. 解决与预防复发相关的事宜	1. 回顾治疗进展和技能，并为持续的进步设定目标 2. 为应对症状波动准备一个预防复发的计划

自我系统疗法的主要治疗策略

自我系统疗法包括以下几个基本主题：帮助来访者了解自我信念和自我指导（以及相关标准与目标）；教导来访者如何减少自我差异，提高自我一致性；帮助来访者认识并改变自我调节的不同方面，以提高他们追求目标的效率。本书及其配套的《来访者工作手册》介绍了许多可以有效地治疗抑郁症的策略和技术。所介绍的其他策略和技术则有助于解决或者补偿抑郁症患者常见的自我调节问题。

自我系统疗法的技术旨在应用于来访者的日常生活环境和人际交往。当患者能够将比较抽象的自我调节概念（自我信念和自我指导、特征取向和心理情境）与他具体的生活环境联系起来时，治疗就更有可能取得成功。

自我系统疗法的主要治疗技术是自我情境评估、自我信念分析和心理情境分析。这三种技术都反映了自我系统疗法对自我调节的重视，我们将在后面的章节中进一步讨论。准备实施自我系统疗法的治疗师应使用与本书配套的《来访者工作手册》中的来访者工作表。

自我情境评估

自我系统疗法的初始阶段侧重于对过去和当下重要关系的评估。在这种关系中，个体了解到成为或不成为某种特定类型的人的后果。根据人际关系疗法的模式，自我情境评估（self-in-context assessment，SCA）作为一种综合性评估，能帮助你和来访者形成关于来访者过去的自我调节经验的假设，以及他的自我指导和自我信念是如何被他人塑造或影响的。

> 自我情境评估探讨了来访者的自我系统与特征取向的人际来源。

自我情境评估首先要求来访者确定过去和现在最重要的人际关系。对于每一种关系（例如，父母、兄弟姐妹、配偶或伴侣、朋友、同事以及老板），治疗师要和来访者探讨这种关系如何促进了来访者的自我指导和标准的发展。在自我情境评估中可以探讨的问题类型如下所示。

1. 当你和那个人在一起时，会有什么表现？这与你在其他人面前的表现有什么不同吗？
2. 在这段关系里，你想成为怎样的人？你想要避免成为怎样的人？

3. 在那段关系中，对方希望你成为怎样的人，又不希望你成为怎样的人？他对你有什么期待？
4. 当你的行为与对方对你的期望一致/不一致时，会发生什么？

在第二章中，我们讨论了自我调节的发展，强调儿童学会了如何在他们的社会关系中调节自己的行为，通过某种方式使好事发生或避免坏事发生。这些重复的经验塑造了儿童的自我信念和自我指导以及他们的特征取向。自我情境评估可以让你和来访者一起了解自我认知以及促进目标和预防目标的可能来源。自我情境评估有助于探讨一个问题：源于童年的特征对于来访者来说是否仍然重要，或者是否仍然具有适应性。

自我信念分析

自我信念分析（self-belief analysis，SBA）的实践基于这样一种假设：虽然抑郁可能是由于来访者的自我调节问题而日积月累地形成的，但在特定情况下，特定的自我信念或自我指导的激活会导致痛苦。自我信念分析的目的在于帮助来访者识别有问题的自我信念和自我指导。这些自我信念和自我指导导致来访者在追求目标中出现问题，并因此最终形成抑郁症。

> 自我信念分析探索来访者的自我信念、自我指导以及相关的标准和目标。

自我信念分析的重点是识别来访者的自我指导（理想自我和应该自我）和自我信念。自我问卷和访谈（Higgins, Bond, Klein, & Strauman, 1986; Strauman, 1990）是一种基于实证研究的评估自我信念和自我指导的方法，它是自我信念分析的基本模型。以下是在自我信念分析中需要考虑的问题（其中一些问题与自我问卷重叠）。

1. 来访者的自我信念和自我指导（理想自我和应该自我）是什么？
2. 来访者持有每个自我信念或自我指导的时间有多长？
3. 每个自我信念或自我指导源于何处？
4. 每个自我信念和自我指导在来访者的总体自我评价中起什么作用？
5. 当每个自我信念或自我指导被激活时，与之相关的情绪反应有多强烈（每个自我信念或自我指导的动机意义是什么）？
6. 每个自我信念或自我指导是否对你有帮助，或者是否对你有害？它是在什么情况下被激活的？
7. 有什么证据表明每个自我信念是准确的？
8. 每个自我信念或自我指导对来访者的总体自我评价有多重要？

心理情境分析

认知行为疗法治疗抑郁症的标志之一是分析个体经历的负面情境。这样做的目的是确定在特定情况下和特定情绪前产生的认知。治疗师会训练来访者通过检查三个部分来分析有问题的互动：情境本身、感觉或情绪以及思维或意象。自我系统疗法采用情境分析，着重于心理情境，以及来访者对情境的反应如何反映他们的自我系统与特征取向。

> 心理情境分析研究日常生活情境及其情绪结果如何受到来访者的自我调节目标和风格影响。

心理情境分析（psychological situation analysis，PSA）包括仔细观察当下的情境，帮助来访者回答两个问题。

- 你在那种情况下的目标是什么？

- 那段经历对你是怎样的人或你想成为或认为你应该成为怎样的人有什么启示?

心理情境分析的目的是通过揭示来访者独特的自我调节方式(自我系统、特征取向、目标追求策略)如何影响他对事件的体验和结果,来阐明来访者在日常生活经历具有重要情绪意义的事件时的体验。

你与来访者合作,共同使用心理情境分析检查具体情境,并寻找在这些情境中出现的共同主题。有些来访者可以直接识别心理情境和相关的自我信念及自我指导标准;有些来访者则在最初需要依靠治疗师的帮助。治疗师需要推断事件的逻辑意义以及来访者自我调节风格的作用。经过练习,来访者能够独立地进行情境分析,并在治疗之外运用这一技术。

自我系统疗法中的治疗关系

治疗关系的质量是自我系统疗法中非常重要的考虑因素之一,强有力的治疗同盟会带来更好的治疗效果。采用自我系统疗法的治疗师应认真关注有助于建立强有力的治疗同盟的因素(例如,建立和保持融洽的治疗关系,采取合作的治疗方法)。

> 治疗关系是自我系统疗法的基础。强有力的治疗同盟和合作精神是必不可少的。

治疗议程提供了一个独特的机会来观察来访者动机的各个方面。根据在自我情境评估过程中收集的信息,以及一系列心理情境分析,治疗师可能会发现并指出来访者的自我信念和自我指导是如何被治疗激活的。例如,对于一个有一部分自我指导是"取悦他人，让他人快乐"的来访者，你可能会观察到来访者在治疗中过于顺从。这种情况应该促使你询问来访者的目标，特别是当他的反应看起来过于顺从时。你也可以在治疗中设置一个实验。在实验中，说一些你知道来访者应该不会同意的陈述，然后观察结果，使用心理情境分析中的描述技术来分析情境。在整个治疗过程中，有了强大的治疗关系作为基础，这种类型的对话练习可以有力地展示治疗的关键概念及其与来访者的相关性。

在治疗过程中进行示范，与来访者合作安排家庭作业（包括《来访者工作手册》中的来访者工作表）是治疗的一个重要部分。当你布置家庭作业时，必须给来访者提供明确的理由，并允许来访者参与作业的选定。如果心理治疗师认为来访者会理解工作表而不做解释，或匆忙地在治疗结束前布置作业，则可能疏远来访者，导致治疗失败。在整个治疗过程中，治疗师必须牢记自我系统疗法的合作精神，加强与来访者的合作。治疗师需要向来访者传达一个重要的信息：*我们是在一起的*。

第二部分

治疗阶段和治疗策略

第五章 定向阶段

（第 1—4 次会谈）

定向阶段：在 16 次会谈中的进度实例

会谈编号	目标	《来访者工作手册》中的材料
治疗前	• 向来访者介绍抑郁症和抑郁症治疗的背景资料	第一章
第 1 次会谈	• 向来访者教授自我调节与抑郁症之间关系的知识； • 使用简单的术语和相关的例子，向来访者介绍目标以及促进目标和预防目标的区别	第二章， 来访者工作表 1
第 2 次会谈	• 检查来访者自我调节倾向的人际来源	第三章， 来访者工作表 2—3
第 3 次会谈	• 启动或恢复目标导向行为，特别是涉及努力使好事发生的行为	第四章， 来访者工作表 4—6
第 4 次会谈	• 使用自我调节框架对来访者目前的问题进行概念化（在"治疗师工作表 1：制订初步的治疗概念化"的指导下）	

概述

自我系统疗法的初始阶段是定向阶段。其首要目标是让来访者熟悉自我系统疗法的结构和重点。治疗过程应该展示有效的自我调节模式——设定现实的目标、制订实现这些目标的策略、监督进展以及根据需要调整目标和策略。定向阶段的目的是帮助来访者和治疗师建立明确的目标和未来工作策略。

在对来访者的抑郁症进行全面评估后（见第三章），就可以开始使用自我系统疗法了。自我系统疗法的初始会谈是为了实现特定的目标：

1. 向来访者介绍自我调节，以及它与抑郁症的关系；
2. 考察塑造来访者自我调节风格的重要关系；
3. 对来访者提出的问题建立基于自我调节的初步概念化。

由于抑郁症与对促进目标的追求停滞不前有关，定向阶段还包括鼓励来访者对积极目标的追求，确定来访者可能已经停止的目标导向行为（特别是专注于促进目标的行为），并重新启动这些行为。对目标导向行为的关注从一开始就强调了以动机为治疗的重点。

定向阶段的目标和策略

> 定向阶段的目标
> - 查明自我调节与抑郁症之间的关系。
> - 调查塑造来访者自我调节风格的社会背景。
> - 启动或恢复目标导向活动。
> - 逐渐形成问题概念化和初步治疗计划。

🎯 目标1：查明自我调节与抑郁症之间的关系

查明自我调节与抑郁症的关系的目标涉及两个策略。第一个策略主要是教育性的，治疗师要引导来访者积极地进行自我探索，完成在会谈内的练习和在会谈外的作业，帮助来访者了解参与治疗的基本概念。第二个策略是通过确定无效的自我调节如何导致了来访者目前的抑郁症，从而对来访者目前的问题进行概念化。同时使用这两个策略，可以为下一个治疗阶段——探索来访者的自我调节风格这一更加重头戏的工作——做准备。

策略：介绍自我调节及其与抑郁症的关系

自我系统疗法首先让来访者了解自我调节的一般概念以及它们与来访者的模式和倾向之间的关系。这样做的重点不在于说服来访者相信只有自我调节才能解释抑郁症。能导致抑郁症的原因有许多，目前对抑郁症的科学研究还不够成熟，无法确定具体原因。更确切地说，在开始时介绍自我调节的观念，可以帮助来访者专注于过去和当前的经验中更相关而详细的信息，从而帮助他们形成问题概念化并制订治疗计划。

我们建议使用来访者生活中有趣的例子来介绍自我调节的观念（参见"来访者工作表1：抑郁症是如何影响我的？"），然后用直白易懂的语言介绍自我调节的基本概念。本书或《来访者工作手册》中使用的术语并没有多么神奇。例如，关注**目标**比关注**期望**或**标准**更能引起一些来访者的共鸣，但对于另一些来访者来说，情况恰恰相反。与其谈论**促进**或**预防**，某个来访者可能更愿意谈论**想要**或**应该**。只要能保持策略和技术的完整性，你可以使用任何方法来向来访者解释这些概念，以增强来访者与这些资料建立联系的能力。表5.1呈现了你应该帮助来访者理解的主要概念。我们在此提供了一些可能便于来访者理解的解释，以帮助你向来访者介绍这些概念。

表 5.1　向来访者介绍自我系统疗法的核心概念

概念	便于来访者理解的解释	案例
自我调节	我们都有"自己是怎样的人"和"想成为怎样的人"的想法。我们试图通过设定目标来成为更好的自己，比如吃得更好或者花更多时间和朋友在一起。设定目标、努力实现目标并跟踪进度的过程叫作自我调节	为了引入这个概念，你可以描述在初步评估中观察到的一些情况。例如，一个来访者说他在恋爱关系中极度戒备，经常害怕受到伤害。你可以用这个信息来说明这个概念
促进目标和预防目标	促进目标是努力让好事发生；当我们实现了促进目标时，会感到自豪和快乐。预防目标是努力避免坏事发生；当我们实现了预防目标时，会感到松了一口气，好像躲过了一劫	你可以用前面的例子，向来访者解释他似乎在用以预防为主的方式处理恋爱关系（以防止自己受到伤害为目标）。讨论还可以包括询问来访者，如果他以促进而不是预防为重点来对待约会，他的行为和情绪会有什么不同
作为一种自我调节障碍的抑郁症	当我们难以实现目标时，都会一时感到失望、沮丧或内疚。然而，患了抑郁症之后，这些困扰会变成长期的。抑郁症的自我调节崩溃有几个原因，在治疗过程中，我们会花很多时间研究你出问题的地方。重要的是，这种自我调节的崩溃会导致长期的失望、内疚和悲伤	与戒备心强的来访者一起工作的治疗师，可以指出他在人际关系中是怎么经历失败的。也许，他曾多次受到伤害，尽管他仍然对谈恋爱有兴趣，但他已经完全不再跟别人约会了

技术：介绍自我调节的概念及其与抑郁症的关系

1. 简要介绍该疗法及其结构和三个阶段。

2. 用通俗的语言和来访者生活中的例子介绍自我系统疗法的关键概念。《来访者工作手册》的第二章对这些概念进行了定义，并提供了具体的例子。

3. 解释抑郁是自我调节无法正常运作的观念。使用"来访者工作表 1：抑郁症是如何影响我的？"，让来访者找出在抑郁发生之前或抑郁发生的同时遭遇的重大失败或挫折事件。向来访者解释这些经历可能反映了来访者倾向于如何思考自己的标准或如何试图达到自己的期望。

目标 2：调查塑造来访者自我调节风格的社会背景

策略：对来访者自我调节的社会背景进行关系盘点和概念化

在完成了对来访者目前问题的评估，并引入了自我调节的观念后，你可以开始寻找来访者的自我指导和标准的可能起源。在人际关系疗法中，在治疗之初会系统地回顾目前与过往的关系。这个过程会让来访者注意到症状的发生与生活中的各种情况之间的关联，同时也帮助治疗师形成对与抑郁症最直接相关的人际关系困难的初步概念化。自我系统疗法从人际关系疗法中借鉴了这一逻辑，但将重点从人际关系本身转移到塑造来访者自我调节风格的社会背景上。这种过程在自我系统疗法中被称为**自我情境评估**。

自我情境评估有两个重点：来访者当前和过去的重要关系如何影响了他们当前自我认知的发展，以及来访者如何在最重要的关系中努力达到自己的标准或别人的期望。

正如第二章所讨论的，自我调节的早期发展植根于社会环境。早期的人际经验塑造了由他人评价的对行为的期望或标准；人们学会了如何通过与他人的互动来满足自己的需求，并获得了对自己行为的反馈。随着时间的推移，经过反复体验，这些信息被内化了。因此，社会互动为自我调节提供了基础，不断变化的社会环境继续对整个生命周期的目标和标准产生影响。通过探索这些社会影响，你就可以开始形成关于过去和当前的关系如何塑造来访者的自我调节风格的观点。

对许多来访者来说，别人强加给他们的标准对他们的幸福有很大的影响，评估这些标准对来访者有多大的价值是很重要的。例如，一个来访者因为父母期望她成为律师而决定上法学院。但她因此非常痛苦，因为她很想成为一名糕点师。在治疗的这个阶段，你可以收集的信息包括来访者与父母的关系，以及达到或达不到他们期望的后果。你可以利用这些信息帮助来访者确定

（潜在的）冲突的目标：想成为一名糕点师和想让父母感到骄傲。治疗后期将重点关注改变的问题（如何处理这种复杂的动态）。但是，在治疗初期，如果不了解来访者的自我调节风格，那么推动彻底的改变（例如，从法学院退学）还为时尚早。

技术：调查社会背景

调查来访者社会背景的主要工具是自我情境评估（在《来访者工作手册》中没有使用这一术语）。自我情境评估的步骤相当简单。首先，使用"来访者工作表2：我生命中的重要人物"，收集一份罗列了来访者现在和早期的生活阶段中最重要人物的名单。然后，你和来访者利用这份名单以及"来访者工作表3：探索重要关系"，收集来访者在与某些人相处的过程中如何尝试成为某个人（通过改变其行为），从而解决以下问题。来访者需要使用"来访者工作表3：探索重要关系"来记录会谈中的讨论。

1. 在那段关系中，你是一个怎样的人？你会如何描述你的行为举止以及你与对方互动的方式？（为每个问题举出具体的例子）
2. 在那段关系中，你想成为怎样的人？你不想成为怎样的人？
3. 那个人对你有怎样的期望？那个人给你设定了什么标准？你怎么知道这些标准或期望是什么？
4. 如果你没有按照对方的期望去做，会发生什么？
5. 在这段关系中，最好和最坏的方面分别是什么？
6. 如果可以，你会对这段关系做什么调整？

在共16次会谈的、限时的自我系统疗法中，自我情境评估很简短，甚至可以在一次治疗中就完成。我们建议你通过家庭作业来提高效率。例如，你可以要求来访者在治疗前完成"来访者工作表2：我生命中的重要人物"中的重要关系名单。

🎯 目标 3：启动或恢复目标导向活动

自我系统疗法的理论框架强调了抑郁症发作时的动机问题。这些问题导致了有效的、以目标为中心的活动减少，涉及的活动范围从诸如个人卫生、照顾孩子、专业义务等，扩展到一些很重要但不那么紧迫的活动（例如，爱好、运动和娱乐活动）。在自我系统疗法中，定向阶段的目标之一是改变来访者的目标导向活动水平，提高那些未能达到预期目的的具体活动的效果。

就本疗法而言，**有效性**指的是两件事：能够按计划完成活动并贯彻目标，以及获得预期的结果（包括情绪上的变化）。增加目标导向活动是为了帮助来访者在满足自己的欲望和管理责任方面发挥更积极的作用。这也有助于来访者在已确定的目标上取得进展，特别是促进目标，从而有更多机会体验到积极情绪。

在整个治疗过程中，许多策略要求来访者监测和记录他们在治疗之外的经历，并准备与治疗师分享这些记录。因为增加目标导向行为是这类目标中的首要任务，所以第一个策略是确保来访者掌握了技术并在会谈间隙做必要的工作。

策略：教授和评估日常自我监督技能

许多进入治疗的来访者对日常自我监督活动和情境都很熟悉和适应。他们大多可以直接开始学习下一个策略，即以日常活动为目标的策略，而不需要学习或练习自我监督和坚持做书面记录的基本技能。对于这些来访者，你可以跳过教授和评估日常自我监督技能这一策略，开始下一步。然而，你不应该假设来访者完全有能力胜任。因为自我系统疗法的一些重要环节需要在会谈之外坚持做书面记录，来访者必须能在日常生活中也参加治疗活动。

自我系统疗法的最终目标是使来访者掌握治疗技术，使他们能够在没有你的指导下也能独立地完成治疗。需要发展自我监督技能的来访者首先需要练习注意和记录他们的活动和反应。掌握自我监督技能主要靠练习，你可以先让来访者记录他对日常事件的情绪反应。为了使来访者获得成功，你可以限制在第一次作业中收集的信息量（例如，要求来访者每天只填写一次日记）。通过这个简单的作业，你可以评估来访者依从家庭作业的能力，以及他命名不同情绪的能力。

技术：开始对目标导向行为和情绪进行日常自我监督

1. 为来访者提供发展自我监督技能的理由（例如，"在我们一起工作的期间，你会有很多时候需要在会谈外练习自己的技能，把这些经历记录下来会对你有帮助，否则你可能会忘记重要的细节"）。
2. 在会谈中评估基本的自我监督技能，询问来访者最近从事的活动（例如，"在你离开家来治疗之前，你做了什么？"），以及他们对该活动的情绪体验。
3. 根据需要提供关于识别和命名情绪的基本心理教育。
4. 让来访者练习记录他们的日常活动，从一个适当的目标开始。例如，可以要求来访者每天都用一个笔记本记录过去1小时的活动和情绪，每天记一次即可。与来访者一起制订一个详细的计划，说明如何以及何时进行这种自我监督。
5. 解决在家庭作业中出现的任何实际问题[例如，对于忘记写日记的来访者，可以让他将家庭作业与其他日常活动（如刷牙）结合起来]。

策略：以日常活动为目标

帮助来访者提高实现促进目标的有效性，首先要对他们目前的活动水平进行评价，找出那些因为抑郁而放弃的行为。来访者使用每日自我监督日记，最好是记录比较典型的一周。在布置涉及自我监督的家庭作业之前，应询问来访者未来一周的计划。收集的信息应能代表典型的一周。应该避免在假期、节假日或其他不寻常的时间段安排日记。这个作业建立在上一个策略中的自我监督小练习之上，需要来访者进行更频繁的记录。

纸质日记对某些来访者可能效果很好，来访者比较喜欢。因此，我们在"来访者工作表4：我的日常活动"中提供了一份纸质日记。其他人可能觉得使用手机上的软件来记录日常活动更方便。在这种情况下，请帮助来访者选择一个合适的软件，这个软件要简单明了，并与自我系统疗法的目标、策略和技术相一致。你们必须能够在下一次会谈中轻松查看软件中记录的信息。

无法参与日常活动追踪或不愿意参与的来访者可以通过口头叙述的方式提供信息；也可以向与来访者一起生活的其他人询问这些信息。然而，由于这种回顾性自我报告的准确性和全面性可能比日记差得多，因此治疗师应尽一切努力帮助来访者成功地在家完成日记。拒绝或不能参与这项家庭作业可能预示着以后的治疗会有很多问题。因为在使用自我系统疗法进行治疗的整个过程中，经常需要来访者完成家庭作业。治疗师应该尽早解决来访者在家庭作业方面的问题和障碍。

在治疗中回顾每日活动记录时，治疗师需要注意来访者报告的三个方面：活动的数量，预防活动（责任或义务——"应该"）与促进活动（进步或成就——"想要"）的整体平衡，以及来访者对活动的情绪反应。请注意，"来访者工作表4：我的日常活动"并不要求来访者记录情绪反应；我们希望对自我监督的初步尝试尽可能简单。你可以在治疗中询问来访者对所记录活动的情绪反应。同样，请记住，来访者提供的回顾性报告并不像活动后立即完成的报告那样准确。

当你和来访者合作来让来访者开始做更多的促进活动时，跟数量有关的信息可能是有用的。例如，当来访者担心在一周内没有时间做一些曾经令他觉得很充实的事情（例如，园艺、演奏乐器）时，根据从活动记录中收集的信息，你将了解哪些是可能实现的目标。随着治疗的进行，你们会对促进活动和预防活动进行更深入的分析；而在这个早期阶段，你可以开始收集相关信息，比如，询问来访者潜在的动机（例如，该活动是来访者想做的，还是他觉得必须做的？）。

技术：以日常活动为目标

1. 给来访者提供监督日常活动的理由（例如，"这将帮助我更好地了解你的生活是什么样子的，以及抑郁症是如何影响你的正常生活的"）。
2. 让来访者在典型的一周内使用"来访者工作表4：我的日常活动"来监督自己的日常活动。应鼓励来访者不去刻意改变自己的日常活动。
3. 如果来访者不能坚持做书面记录，可以要求来访者或其他重要的人（如果有）进行口头报告，来描述日常活动。
4. 仔细回顾来访者完成的日常活动记录，并让来访者对这一周的活动进行更深入的讨论。
    - 询问来访者从事不同活动的动机。
    - 根据活动的结果，询问日常活动的有效性（比如，是否完成了活动，或只是尝试）。
    - 询问所列各种活动的情绪后果（比如，产生了成就感或解脱感）。
    - 确定促进活动和预防活动的相对平衡。是否缺少了促进活动或代表性不足？

策略：发起和增加有效的目标导向活动

通过活动记录，你和来访者可能会发现，在他们的日常生活中，缺乏促进取向的活动，也缺少机会体验快乐、幸福和满足。与来访者一起，重新考虑他在变得抑郁后所放弃的能令人快乐的活动。可以在会谈中使用"来访者工作表5：我放弃的活动"，也可以将它作为家庭作业（或在会谈中和会谈外同时使用），以帮助来访者发现自己错过了哪些机会。这份清单不需要局限于来访者曾经做过的活动。为了提高对重要的个人目标的参与度，这份清单也可以包括那些理想的、但来访者从未参与过的活动。

下一步是开始创造这些机会。在这一策略中，我们借鉴了雅各布森等人（Jacobson et al., 2001）的工作，他们将整个治疗方法建立在行为激活的基础上。我们认为，他们的干预技术非常适合倡导进一步追求有效目标的自我系统疗法策略。你要和来访者合作制订一个具体的活动计划，包括使用"来访者工作表6：让好事再次发生"，包括如何应对预期的障碍。在自我系统疗法中，主要的原理是重新启动或增加来访者在追求促进目标中最有效的行为。

除了可能有抗抑郁效果，在治疗早期鼓励增加目标导向活动还有一个好处，即让你有机会观察来访者在日常生活中是如何思考和实现目标的。无论基于活动的家庭作业是否成功（来访者能够按计划执行），这些作业都能使你开始形成假设，了解什么可能妨碍来访者努力追求自己的目标。

在自我系统疗法中，所有的家庭作业都是学习的机会。重要的是，来访者要明白，在这些作业中，没有失败这回事。治疗师和来访者一起合作选定的作业更有可能被成功地完成。然而，即使是最精心设计的作业，也可能无法执行，或出现意料之外的结果。在这种情况下，重要的是来访者不要觉得他们没能达到目标。

技术：发起或增加有效的目标导向活动

1. 合作计划一些活动，以增加来访者的成就感和愉悦感（例如，以前令他愉快的活动、成功概率高的活动，治疗师可以和来访者一起在几个令人愉快的备选活动中做出选择）。
2. 使用分级的、可以累积的作业（例如，可以逐步增加的行为）。
3. 预测并解决潜在的问题。帮助来访者预测他们在特定情况下启动目标追求活动时可能面临的挑战；如果出现这种挑战，如何充分地抓住机会解决潜在的问题。

4. 使用涉及其他人的角色扮演活动（由你来做适应性行为的示范）。

5. 建立每周活动计划记录，使用"来访者工作表6：让好事再次发生"。在整个治疗期间，应准备多份该工作表，以便每周持续创建新的活动计划。这不是一次性的作业。

6. 在回顾已完成的活动计划时，帮助来访者认识到他的目标导向活动和情绪体验之间的关系。

目标4：逐渐形成问题概念化和初步治疗计划

定向阶段的最终目标是让你和来访者建立一个强大的合作治疗同盟，以支持来访者识别和解决自我调节方面的潜在问题。通过收集来访者参与自我调节的社会背景信息，并对其日常生活中增加目标导向活动进行监控，你就可以构建一份整体问题概念化和治疗目标清单。该概念化的内容与来访者的过去和现在的经历有关，与来访者讨论该概念化，对于加强和巩固合作的治疗同盟也很重要。"治疗师工作表1：制订初步的治疗概念化"应该由你来完成，而不是由来访者来完成，以指导治疗计划并为合作讨论做准备。

策略：提出关于抑郁发作的初步概念化

构建和提出一个问题概念化，并以此作为治疗目标的基础。这是一个相当灵活的过程，每个来访者都会有不同的情况。关键是要对来访者所面临困难的根源进行全面的描述，并以现实的、充满希望的方式找到改变的可能性。你和来访者讨论的这个概念化至少应该包括三部分。表5.2总结了这三部分的内容，并且列举了向来访者介绍这三部分的示例，而不是仅列出这些治疗策略的对应技术。

表 5.2 向来访者介绍问题概念化

概念化的讨论内容	示例
回顾并全面描述来访者的症状和当前的生活困扰	在过去的 6 个月里，你一直处于抑郁状态。你一直无法以正常的、有效的状态生活和工作，你因此感到更加孤立和无助。而且你觉得很难成为你想成为的那种丈夫和父亲角色。
简要描述所假设的自我调节问题在来访者症状的发生和维持中的作用	根据目前对抑郁症的了解，我的看法是，你变得抑郁的部分原因是，你在重要的事情上越来越难成功。
用现实的、有希望的表达方式陈述来访者是可以克服抑郁症的	根据我们的经验，我认为如果我们密切合作，可以帮助你感觉更好，并更有效地达到你的目标。

策略：就治疗目标达成一致并做出承诺

特定的、具体的目标往往更容易监控和评估进展。治疗目标的设定也是如此；目标越具体，越详细，治疗师和来访者就越有可能清楚地了解他们所同意的内容，并知道是否取得了进展。在自我系统疗法中，对治疗目标的讨论包括：对治疗时间的估计，主要的治疗目标，以及治疗师和来访者对于双方角色的共同理解。下面介绍的技术可以帮助你和来访者在第二阶段的治疗开始前，对一些具体议题达成一致。

确保患者参与对治疗目标的努力追求，需要对患者的目标以及如何帮助患者实现这些目标给予尊重且能灵活应对。其他治疗方法，如治疗边缘性人格障碍的辩证行为疗法，强调了确保来访者对治疗目标的知情同意的重要性，这被视为治疗的基本前提和治疗的主要目标（Linehan，1993）。在对抑郁症和其他疾病的治疗中，对于具体的治疗目标和任务的明确承诺同样重要。随着治疗的进行，你应该继续在治疗计划上保持灵活，而且应该预计到在以后的治疗阶段可能需要对治疗计划进行修改。

技术：确定初步的治疗目标并让来访者对其做出承诺

1. 讨论预期的治疗时间和治疗频率（最好是每周一次）。

2. 重申治疗方法（聚焦自我调节）。

3. 根据来访者的个人目标或自我差异领域（例如，感觉自己当父母当得很失败；在一定的社会背景下，感觉自己很无能；在寻找新工作方面没有进展），回顾主要的改变目标。

4. 明确来访者（如在会谈之外要完成家庭作业）和治疗师（如提供客观的反馈，始终聚焦治疗目标）的角色，并强调合作精神。

5. 与来访者仔细而明确地审查这些计划，解决任何顾虑和分歧，确保来访者对这些计划保持承诺。

定向阶段的常见问题

1. **我的来访者在自我情境评估中列出了许多重要人物。我该如何缩短名单？**

    这是一个常见的问题。如果能有效地管理这些信息，则可能提供非常丰富的信息来源。在短期内实施自我系统疗法时，用多次会谈进行自我情境评估既没有必要，也不可取。在缩短名单时，应优先考虑童年时的父母或养育者以及目前的亲密关系（如配偶、伴侣）。我们发现，这些关系往往是最重要的信息来源。随着治疗的进展，我们还会继续调查来访者的自我信念和自我指导的人际来源。自我情境评估不是讨论这些社会影响的最后机会。

2. **当试图恢复目标导向行为时，我的来访者说他没有做计划中的活动，因为他不喜欢。我怎样才能让他完成计划呢？**

    抑郁症患者往往难以参与活动，因为他们认为必须"感觉喜欢"才能做某件事。然而，对于很多抑郁症患者来说，实际情况正好相反——患者先参与到活动中，然后才感觉变好了。与来访者合作，设定适当的期望值是很重要的。来访者应该明白，他一开始可能不喜欢做这个活动，但这没关系，因为他可以循序渐进地做。他应该有心理准备，这项活动可能不会像他患抑郁症之前那样令他感到愉快。然而，即使是严重的抑郁症患者也表示，他们至少有一些成就感，因为他们做了一些事情，而不是什么都没做。《来访者工作手册》中提供了对这一问题的直接解释，很多抑郁症患者先要有感觉才愿意去做事。在这个过程中，来访者需要大量的支持和鼓励。治疗师可能需要经常提醒他们，只有做了才会有感觉，而不是先有感觉再去做。

3. 我无法判断来访者的目标是促进目标还是预防目标。这些区别真的很重要吗？如果真的重要，我怎么才能把它们分清楚？

是的，这些区别很重要，而且有时可能确实难以区分。促进目标和预防目标之间的区别主要是理解上的区别，而且一个目标是被理解为具有促进作用，还是被理解为具有预防作用，并不总是那么明显。例如，每个月花5小时在当地的食品超市做志愿者的目标可能出于义务（"我为我的社区做贡献是道德上的要求"），也可能因为这为来访者提供了一个社交机会（"我可以和我最好的朋友聊天来打发时间"）。这些目标不一定相互排斥，可以同时存在。一种确定目标背后的主要动机的策略是让来访者仔细地监控他们完成目标后的情绪反应。这种反应主要是解脱，还是以自豪和享受为主？两种情绪可能都有，但强烈的解脱反应（感觉到可以从待办事项清单上去掉一个项目）可能表明来访者在以一个预防目标为先。

治疗师工作表 1：制订初步的治疗概念化

注意：本工作表要用于每个新的来访者，治疗师应保存好原始的空白版本，以便将来复印使用。

利用在治疗前的评估和定向阶段收集的信息，回答下列问题。

- 来访者主要面临哪些困扰？考虑来访者最近的挫折和失败、伴随目标和义务的问题，以及与他自身未达到期望或理想标准有关的方面（如特质、行为）。

_____
_____
_____
_____
_____
_____
_____

- 哪些与来访者的社会背景相关的因素可能会影响主要问题的最初发展？

_____
_____
_____
_____
_____
_____
_____

■ 在来访者所处的社会环境中,有哪些方面目前可能在维持这些问题?

■ 根据收集到的信息,有哪些初步的改变目标?

第六章　探索阶段

（第 5—8 次会谈）

探索阶段：在 16 次会谈中的进度实例

会谈编号	目标	《来访者工作手册》中的材料
第 5 次会谈	• 从来访者的立场和他人的立场来评估来访者的自我信念和自我指导。	第五章，来访者工作表 7
第 6—8 次会谈	• 识别来访者的目标以及来访者在日常情况下如何追求这些目标。 • 开始描述来访者的心理情境。 • 认识到在这些情境下被激活的自我指导（标准）。	第六章，来访者工作表 8—11
第 8 次会谈	• 使用"治疗师工作表 4：修正的治疗概念化"，以确定改变的目标和补偿策略的目标。	

概述

自我系统疗法的中间阶段被称为探索阶段，因为其主要目标是探索来访者自我调节的两个关键方面：自我认知和自我调节风格。探索阶段的特点是应用自我系统疗法特有的两种技术。首先，自我信念分析用来检查来访者关于自己与他人关系的信念的内容、功能、起源和适应性，重点是目标和标准。其次，心理情境分析被用于评估追求目标的日常经验，以努力确定来访者的典型自我调节模式。在这一阶段结束时，治疗师和来访者会构建经过修正的问题概念化和一套具体的目标，以便在自我系统疗法的最后阶段，即适应阶段，减少自我差异并提高自我调节的有效性。

在技术层面上，自我系统疗法的这一阶段与认知行为疗法的某些方面相似（如检查信念、对情境进行分析），但自我系统疗法和认知行为疗法在目标和策略上有很大不同。在认知行为疗法中，治疗师试图了解来访者的认知三要素——对自我、世界和未来的信念，及认知歪曲是如何维持他的痛苦的。与此相反，自我系统疗法的探索阶段研究来访者的目标、标准、对自己的期望和自我调节风格［来访者在促进（理想）和预防（应该）目标方面付出的努力］，以及他们如何实现这些目标。认知行为疗法采取的是能影响动机的认知方法，而自我系统疗法采取的是能影响认知的动机方法。

正如第二章讨论的，我们借用了勒温的术语——**心理情境**，它融合了人的特征、环境和个人对情境或人际关系的体验。在自我系统疗法中，最核心的**个人**特征是来访者的个人目标和自我调节风格。在**环境**特征方面，有几种情境的影响在自我系统疗法中特别重要，最明显的是他人的期望以及影响目标实现的环境因素（障碍）的可控性。然而，即使对环境和这个人的特征相当了解，我们也没办法仅仅靠这些特征来完全预测一个人在特定情况下可能采取的行动。我们必须更全面地了解这些经历。简单地说，心理情境是指在特定情况下的感觉。最终，这种体验在自我系统疗法中至关重要。

为了解释经验在定义心理情境方面的重要性，来看一个例子：一个高度自觉的人忘记了支付信用卡账单。就环境因素而言，该账单可以随时在网上支付（没有障碍），而且没有其他人受到这一疏忽的影响（这是一张个人卡）。根据这些信息，我们预计此人将尽快采取行动。然而，在这种情况下，这个人的感受是怎样的？如果他有非常高的严格标准（一种个人特征；例如，"我必须按时支付账单，不能犯任何错误"），他可能会相当不安，可能会花很多时间来考虑未来如何保证按时支付账单。然而，如果他有更现实的标准（例如，"我总是努力按时支付账单，但我只是人，偶尔会忘记"），他可能支付完就继续做别的事情了，没有什么情绪波动。

有些个人特征可能与理解人在某些情况下的经历有关，但与其他情况无关。比如自觉这个特征，可能和记得做重要的事情有关，但和在工作中应对愤怒的顾客无关。同样，环境特征在某些情况下可能直接影响心理情境，但在其他情况下则没有。比如，企业倒闭这个环境特征可能会直接影响员工失业这个心理情境。但成绩在班上名列前茅的环境特征可能对有些人不产生作用，有些来访者还是觉得自己的学习能力有问题。心理情境的每个组成部分都发挥着重要作用，必须仔细考虑。

探索阶段包括使用会谈外的书面作业和行为作业来收集信息，并发展和测试关于来访者的自我认知（自我信念和自我指导）和心理情境的假设。与任何治疗一样，来访者和治疗师必须不断加强合作关系，以便有效地工作。在描述了探索阶段的核心组成部分（自我信念分析、心理情境分析以及经过修正的问题概念化和确定改变目标）之后，我们会简要地讨论加强治疗关系的策略。

探索阶段的目标和策略

> 探索阶段的目标
> - 收集有关自我信念和自我指导的信息
> - 分析心理情境
> - 修正问题概念化

🎯 目标 1：收集有关自我信念和自我指导的信息

自我信念分析涉及收集有关自我信念和自我指导的信息：来访者认为自

己是谁，不是谁，想成为谁，应该成为谁。抑郁症的发作可能与来访者的自我调节风格的几个方面有关（例如，不适当的目标，无效的策略，缺乏促进目标）。然而，自我信念分析假设在特定的情况下，特定的自我信念和自我指导的激活和使用会导致痛苦。因此，明确来访者的自我信念和自我指导及其来源很重要。

自我信念分析的目的是帮助来访者识别导致抑郁和其他形式的严重困扰（包括焦虑）的自我信念和自我指导。自我信念分析涉及一系列问题，重点是识别和评估来访者用来评价自己的标准。然后，在心理情境分析中，来访者继续分析他们在日常生活中的信念和标准，跟踪哪些标准适用于日常事件。

自我信念分析的结构

自我信念分析以自我问卷和自我访谈为模型（Higgins, Bond, Klein, & Strauman, 1986；Strauman, 1990）。自我问卷和自我访谈由一系列开放式问题组成，每个问题都与自我的一个特定领域有关。例如，我们会问来访者，"你认为，你实际上是怎样的人？有什么特点？"这个问题涉及来访者心中的**现实自我**（从来访者的角度看）。同样地，再举一个例子，"你认为，你想成为怎样的人？你想要有哪些特质？如果实现最终目标和愿望，你会有怎样的感觉？"这个问题涉及来访者心中的**理想自我**，也反映了来访者所持的促进目标。第三个例子，"你认为，自己应该成为怎样的人？你有怎样的规则和道德底线？"这个问题涉及**应该自我**，并反映了来访者所持的预防目标。

自我问卷和自我访谈要求来访者用自己的话描述一系列自我领域中最重要的属性。《来访者工作手册》中包含了自我访谈的修改版（见"来访者工作表7：了解自我指导和自我信念"）。

自我问卷/自我访谈方法有几个优点。第一，它经常用来识别具有自我调节问题的个体，并且有大量的研究验证了它在非临床和临床样本中的可靠性和有效性。第二，通过自我问卷/自我访谈获得的自我差异的定量测量结果已被证明在几年的时间内是稳定的（如 Strauman，1996）。第三，对临床来说特别重要的是，在自我问卷／自我访谈中使用开放式问题（而不是列出一些特征让来访者进行选择）可以让来访者表达对他来说最突出的特征。

自我信念分析的目的

在这个阶段，来访者的直接工作主要集中在探索哪些特征决定了他们的自我信念和自我指导上。尽管来访者可通过这一过程获得洞察力并确定其标准特征，但是治疗师正在发展更加丰富的概念化，以了解来访者的自我信念和自我指导。你正在做幕后工作，更深入地探索来访者的信念和标准。

我们建议你在与来访者的会谈中完成"来访者工作表 7：了解自我指导和自我信念"。我们特意在《来访者工作手册》中避免使用不必要的专业术语，在给来访者的材料中也没有使用**自我信念分析**这一术语。抑郁症患者可能难以在理想和应该的类别之间进行转换，可能会在不同的立场上挣扎。如果你能提供一些指导，会谈中的合作讨论可以获得更有意义的准确信息。但是，要注意，不要暗示来访者的特征或者引导他们回答特定的问题。我们的目标是找出来访者的自我认知信息库中最显著、最容易获得的东西，目的是挖掘第二章中描述的强大的自我认知信息库。

为来访者的自我信念和自我指导制作一个特征清单，是对来访者的自我系统进行更深入探索的一个跳板。在完成"来访者工作表 7：了解自我指导和自我信念"后，如果你只有一份描述性清单，那么自我信念分析的潜在价值就没有实现。我们需要对工作表进行补充，对描述进行额外的探究。以下是你在进行自我信念分析时应该探讨的问题。其中一些问题可能需要直接询问来访者。

- 对于每种自我信念，来访者的描述是否和来访者认为别人对他的描述一致？

- 对于每种自我信念,它是否看起来是事实或者是客观的(是否有证据支持它)?这些信息在自我系统疗法的适应阶段是很有用的,因为此时对自我信念的修改可能成为一个改变目标。

- 当来访者回顾自我信念的完整清单时,他对这些信念有什么看法,或者说他有什么感觉?这个问题的答案或许能提供有关自我矛盾和自我冲突的信息。

- 弄清每种自我指导是一个源于来访者的标准,还是其他人强加给来访者的期望?如果是后者,又是谁把这种期望强加在来访者身上的?

- 对于每种自我指导来说,这一特征是否代表着自我差异或自我一致性?

- 在来访者的日常生活中,哪些自我信念和自我指导出现的频率最高?(这个问题的重点是自我信念和自我指导的激活频率和可及性。)

- 每种自我信念和自我指导在不同情况下有什么不同?例如,如果来访者说他的一个应该自我指导涉及要掌控全局,那么当他在工作中时、与家人在一起时、在森林中露营时或在其他环境中时,情况是否如此?

- 来访者持有每种自我信念或自我指导有多长时间了?它是在生命的早期还是最近建立的?在定向阶段的自我情境评估中收集的信息可能有助于回答这些发展性问题。

- 每种自我指导的标准是全局性的和极端的(例如,"在任何时候都要成为一个完美的表演者"),还是具体的和限定性的(例如,"在即将举行的朗诵会上拿出我最好的表现")?

策略:分析自我信念

我们之前讨论过现实自我信念在自我调节过程中的重要性。现实自我信念为评估目标进展提供了一个参考点。关于我们是谁或我们的行为方式的某些信念通常与潜在的促进(理想)或预防(应该)目标有关。我们使用现实自我信念来判断是否达到了标准。当来访者的行为方式与他们的标准一致时,他们的自我差异要比他们的行为方式不一致时小。虽然来访者可以很容易地描述自己（表达现实自我的特征或属性），但他们可能没有意识到这些信念与自我指导之间的联系（为什么他们是或不是某一类人很重要）。

由于自我信念和自我指导之间存在重要的差异，我们建议来访者在尝试研究它们之间的关系之前，先分别探索它们。因为来访者很容易识别他们的自我信念，我们建议先从自我信念开始，然后转向自我指导。如果来访者自发地评论自我信念和自我指导之间的关系（例如，注意到自我信念和自我指导之间的冲突），治疗师就可以鼓励他们进一步研究这种关联。在来访者练习识别和分析他们理想的和应该的标准后，自我信念和自我指导之间的联系将变得很明显（我们会在后面讨论）。

技术：分析自我信念

在会谈中，建议你和来访者合作使用以下技术。但是你也可以根据来访者的情况自由发挥，给他们布置个性化的家庭作业，来加强分析自我信念的过程。比如，在讨论某些特征是积极的还是消极的时候，你可以布置家庭作业，让来访者列出该特征的利弊。

1. 使用"来访者工作表 7：了解自我指导和自我信念"，确定来访者的自我信念，以及来访者认为每个特征在多大程度上准确地描述了他。
2. 确定每个信念的立场。来访者觉得他的现实自我是怎样的？其重要他人认为来访者的行为或特征是怎样的？这两种观点之间会有重叠的地方。治疗师也可以通过提问来探索这两者间的一致或不一致：你会这样描述自己吗？其他人会如何描述你？
3. 确定每个信念在自我调节上的意义。该信念源自哪里？这个信念对这个人的目标和标准有多重要？和这个信念相关的行为或态度会带来什么样的后果？

4. 确定每个自我信念在多大程度上是积极的或消极的，想要的或不想要的，有益的或有害的。因为许多信念都有积极和消极的方面，所以应该从多个角度进行探讨。

策略：分析自我指导

根据自我差异理论，强自我认知具有三个特征，有助于解释自我调节失败带来的负面影响。

- 强自我认知具有较高的**可及性**，这意味着关于自我的某些信息（尤其是自我指导）特别容易被内部或情境线索激活。在其他条件相同的情况下，强势的自我指导比弱势的自我指导被激活的频率更高。
- 强自我认知具有高度**一致性**，这意味着来访者强烈拥护的标准往往也和其他重要的信念和标准有关系。当在自我评价中有某个强自我认知被激活时，其他强自我认知被激活的可能性也会增加。
- 强自我认知具有高**承诺性**，这意味着强烈的目标和标准具有高度可感知的重要性。当强烈的自我指导被激活时，它很可能对情绪和行为产生强烈影响，即使它与当前的情况不是特别相关。

技术：分析自我指导

在会谈中，建议你和来访者合作使用以下技术。

1. 使用"来访者工作表 7：了解自我指导和自我信念"，确定来访者的自我指导以及它们对来访者的相对重要性。
2. 确定每个自我指导源于谁。来访者对自己的标准是什么，他认为别人给他的标准或期望是什么？
3. 确定标准或期望的类型。它是一种成就，涉及使一些好的事情发生

（理想标准）吗？它是一种责任或义务，涉及防止坏事发生（应该标准）吗？

4. 确定来访者认为他在多大程度上达到了标准或期望。与标准的差异有多大？

5. 确定每个标准在自我调节上的意义。该标准源自哪里？该标准对来访者的幸福感有多重要？如果存在差异，偏离标准会带来多大的痛苦？达到或未达到标准的后果是什么？

6. 每个自我指导或标准的灵活性或僵硬性如何？它是只在某些（与环境相适应的）特定情况下才被使用，还是经常被用到？例如，一个喜欢管控的来访者在照顾年幼的孙子时可能会适当地使用这种特质。然而，当他在儿子家做客时，他不需要用到这种标准。这个阶段的下一个目标会提供对这个问题的进一步分析，如果目前的初步调查没有提供一个确定的答案，请不要担心。

🎯 目标 2：分析心理情境

在共同完成自我信念分析，确定来访者的自我信念和自我指导的来源，以及确定它们在自我调节上的意义之后，你和来访者准备开始探索这些信念和标准是如何在日常生活中运作的。心理情境分析的目的是检查来访者的自我调节在日常具有重要情绪意义的情境中和人际交往中的功能。在心理情境分析中，你和来访者一起检查一些情境和遭遇，并尝试回答两个问题：你在那种情境下的目标是什么？这段经历告诉我们，你是一个怎样的人（或对你来说，重要的是成为或不成为怎样的人）？由于心理情境分析在这个治疗项目中的重要性，我们在《来访者工作手册》和来访者工作表中保留了这个术语。

熟悉认知行为疗法的治疗师很快就能认识到心理情境分析与认知重建之

间的相似性。这两种方法都要求来访者识别在日常生活中具有重要情绪意义的体验，并使用结构化的工作表分析这些体验的各个方面。然而，认知行为疗法的重点是认知歪曲和情绪之间的联系，而心理情境分析的重点是自我调节和情绪之间的联系。使用认知行为疗法的治疗师会问一个关键问题：在那种情况下，你在想什么？使用自我系统疗法的治疗师会问四个关键问题：你在那种情况下的目标是什么？你做了什么来努力追求这个目标？结果如何？你的感觉如何？

在整个探索阶段，你要与来访者一起使用自我信念分析与心理情境分析，找出定义来访者的自我调节风格的共同主题——自我信念与自我指导在不同情境下的表现方式，以及追求促进目标和预防目标的方法。主题越准确、越全面，就越有可能带来有价值的变化。具有较高洞察力的来访者可以相对独立地识别在特定情境下运作的目标、标准或期望；其他人则需要治疗师给他们更多指导。与认知行为疗法一样，在自我系统疗法中，你应该尽可能使用苏格拉底式提问和引导式发现，而不是提供解释和说明，以帮助来访者学习如何从动机的角度更有效地考察这些情境。来访者理解自己经验时的敏感程度以及你的观察和对假设的开放性，都是取得进展的关键。探索阶段的目标4更详细地讨论了这个问题。

策略：使用心理情境分析识别具有重要情绪意义的情境、目标和结果

心理情境分析是来访者和你一起合作在特定情境和互动背景下检查自我调节。因为心理情境分析的目的是描述来访者如何追求促进（理想）和预防（应该）的目标，以及他们在自我调节成功或不成功时的感受，所以当你和来访者检查具有**重要情绪意义**的情境时，心理情境分析是最有效的。心理情境分析是对情绪体验的详细检查，以确定来访者在特定情况下的自我调节目标是什么（获得了哪些自我指导），他们如何尝试追求这些目标，以及该目标追求尝试的情绪和动机后果（无论是成功还是失败）。对于每个具有重要情绪意义的事件，最初要求来访者关注他们的目标是什么，他们做了什么（行为），结果如何（实际结果或他人的反应），以及他们的感受（情绪结果）。

在技术层面，心理情境分析涉及重复应用一系列探询，帮助来访者确定他们如何解释和体验一个特定的情境或互动。通过在每次连续使用心理情境分析的过程中应用相同的问题框架，来访者会越来越熟练地检查他们的经验。通过反复应用，来访者应该开始了解他们最重要的自我调节目标（促进和预防取向的目标）以及他们追求这些目标的特殊方式。最终，来访者应该能够自己进行有效的心理情境分析。

我们建议你向来访者示范一下怎样将心理情境分析应用到他们的重要生活事件中，邀请来访者和你一起尝试透过表象，将这个经历作为心理情境进行重建。关于具体的技术，心理情境分析分为两部分（第二部分将在下一个策略中介绍）。《来访者工作手册》中共有四张工作表可用于心理情境分析。第一步（在来访者掌握了自我监督技能后；见本书第五章的目标3），来访者开始使用"来访者工作表8：检查当前情境"，记录有关情境的信息、他们的促进目标和预防目标以及他们的行为（他们在该情境下做了什么）和结果（他们能多么有效地应对该情境，其他人如何回应，以及他们事后的感受）。

心理情境分析的第二部分建立在第一部分的基础上并加以扩展。在你的指导下，来访者在治疗中完成"来访者工作表8：检查当前情境"，由此开始心理情境分析。为了示范如何让来访者了解心理情境分析，我们应该谨慎地选择一个近期发生的情境。这个情境可以让人回忆起足够多的细节，并且具有重要的情绪意义（例如，去商店买东西的情境可能没有重要的情绪意义）。但是，高度情绪化的情境或遭遇，例如，受害者遭遇施暴者的情境，很可能降低来访者进行客观分析的能力，而且示范可能很快就会失去重点。就像一个新司机不应该立即冒险把车开上结冰的道路一样，先让刚开始进行心理情境分析的来访者分析一个简单的情境会更容易成功。我们应该先使用一个简单的例子来让他们熟悉程序。在确定了适合进行以目标为中心的分析的情境或遭遇后，你可能需要让来访者从视觉上或心理上重新体验一遍这个经历，再回应你的询问。来访者越是能充分地重建和重新体验这种情境，他们就越能从心理情境分析的练习中学到东西。这种练习还可以让你在布置心理情境分析的家庭作业之前，帮助来访者解答任何让他感到不确定或困惑的问题。

在介绍了心理情境分析后，请注意是否有机会把心理情境分析应用于会谈内具有重要情绪意义的体验。比如，有一个来访者一直因为自己在治疗中迟到而道歉。在这种情况下，使用心理情境分析可能会发现，来访者长期无法达成不迟到这一目标（避免迟到这一预防目标），并因此正在经历焦虑和内疚。虽然她不想成为长期迟到的人，但她在这种情况下的策略或行为（事后道歉）并不能帮助她实现目标。虽然事后道歉能够稍微减轻她的焦虑和内疚，但如果她能达到不迟到的主要目标，就没有必要这么做了。对使用自我系统疗法的治疗师来说，即使来访者没有因为这个情境填写工作表，我们也常常可以在来访者提出问题进行讨论时反问他们："你的目标是什么呢？"

在心理情境分析的第一部分（使用"来访者工作表8：检查当前情境"），重点是确定来访者的心理情境——那些同时具有动机意义（涉及感知到的自我差异或自我一致性）和情绪意义（感到失望或自豪）的情境。在自我调节方面，了解什么是有效的和了解什么是失败的同样重要。但抑郁症患者在治疗过程中往往主要关注他们的失败。抑郁症的特点是缺乏积极情绪的体验，这可能会导致积极的情境被忽视。要特别注意这种失衡，并鼓励来访者追踪积极的和消极的情绪体验。记得用来访者能够理解的语言来表达这个意思。

在收集到足够多的数据后，你和来访者可以一起探讨在各种情境下出现的主题，并用"来访者工作表9：我的情境中的常见主题"进行记录。和许多治疗方法一样，收集关于来访者当前和过去生活中重要事件的信息的目的之一就是探索导致来访者的痛苦反复出现的主题。自我系统疗法反复分析来访者所经历的心理情境，以产生关于来访者常见或典型的心理情境的假设。这些情境是由来访者如何在日常的情境和互动中尝试实现促进目标和预防目标来定义的。

确定来访者的典型心理情境的共同主题或特征的过程应该是一个合作的过程。我们建议你对共同主题提出自己的想法，并让来访者也这样做；可以作为家庭作业布置给来访者。若来访者能够了解自己，并根据自己的推理和解释得出结论，将给来访者赋能。不过，即使是最有洞察力的来访者，也可能忽略一些重要的东西。在你们比较关于共同主题的笔记时，你和来访者可以合作讨论在你们的结论中有哪些相似之处和不同之处。

技术：使用心理情境分析确定具有重要情绪意义的情况、目标和结果

1. 在来访者掌握了基本的自我监督技能后，使用"来访者工作表 8：检查当前情境"来介绍和练习心理情境分析的技术。每次会谈都以向来访者示范一次怎么做开始。
2. 使用"来访者工作表 8：检查当前情境"来布置家庭作业。要求来访者每天为重要事件完成一张工作表（每天最少要完成一张工作表）。
3. 若治疗过程中出现了具有重要情绪意义的时刻，可将这些时刻作为练习心理情境分析的目标。
4. 对探索心理情境的共同主题提出假设，重点是发展对来访者的典型心理情境的概念化。
5. 使用"来访者工作表 9：我的情境中的常见主题"，鼓励来访者对共同主题提出自己的假设。
6. 讨论来访者和你对典型的心理情境的看法有何异同。你和来访者观点的差异之处可能与相似之处一样具有参考价值。

策略：识别心理情境中的自我信念和标准

在心理情境分析的第二部分，来访者继续使用他们所掌握的自我监督技能。但在这一环节，治疗师将询问来访者在每个情境下激活的自我信念、自

我指导或标准（详见"来访者工作表10：检查我的标准和自我信念"）。之前，我们在自我信念分析中对来访者的自我认知（包括自我指导）进行了评估（见本章中的目标1），这些信息在心理情境分析中也会用到。

我们经常面临这样的问题：当来访者在日常生活中识别自我信念和标准时，不一定能意识到哪些信念和标准对他们产生了最大的激励作用或情绪影响。例如，来访者答应帮朋友照看他的狗一周。当治疗师问到来访者的目标时，来访者也许会说他想成为一个乐于助人的人。他的行为符合他的目标，那么他在这样的情况下应该为自己感到高兴或满意。但他说觉得很沮丧，对自己很失望。治疗师进一步探索发现，来访者感到失望的原因在于他从一开始就没有注意到的另一个目标：他不想成为一个很好说话的人，但是他的朋友总向他求助。所以，当治疗师和来访者讨论这件事时，应该把这个额外的目标放到首位。在其他情况下，该目标也是需要注意的。

如同心理情境分析的第一部分，治疗师和来访者已经收集了一些具有代表性的情境和经验。此时，治疗师和来访者可以使用"来访者工作表11：共同主题——检查我的标准和自我信念"，探索在这些情境中出现的自我信念和标准的共同主题。我们推荐治疗师从以下几个方面进行思考：在被评估过的情境中，来访者希望成为怎样的人？他不希望自己是一个怎样的人？基于以上问题，治疗师可以对来访者在心理情境中被激活的自我指导和标准提出假设。对于那些经常出现的共同主题，我们推荐治疗师和来访者先分别对它们进行归纳，再对比各自的总结。

技术：在心理情境中识别自我信念和标准

1. 使用"来访者工作表10：检查我的标准和自我信念"，让来访者持续监测他们日常生活中重要的情绪体验，并让来访者识别适用于每种情境的自我信念和标准（自我指导）。首先在会谈中练习使用"来访者工作表10：检查我的标准和自我信念"。

2. 将"来访者工作表 10：检查我的标准和自我信念"作为家庭作业，布置给来访者。要求来访者为每个重要事件填写一张工作表。每天至少完成一份工作表。
3. 对情境和经历中出现的共同主题提出假设，着重于以下问题：来访者希望自己是怎样的人？他不希望自己是怎样的人？
4. 使用"来访者工作表 11：共同主题——检查我的标准和自我信念"，鼓励来访者就共同主题提出自己的假设。
5. 来访者的自我信念和自我指导在心理情境中怎样发挥作用？治疗师和来访者就此议题进行讨论，比较双方看法的相似之处和不同之处。双方观点的相似之处和不同之处都很有价值。

目标 3：修正问题概念化

在自我系统疗法的定向阶段结束时，治疗师提出了自我调节的问题概念化，这些问题导致了来访者的抑郁。现在，治疗师要重新审视初步概念化并修正它，确定在下一个也是最后一个治疗阶段——适应阶段——的改变目标。自我信念分析和心理情境分析策略包括：检查具有重要情绪意义的情境，确定涉及哪些目标（促进或预防）以及标准（理想自我指导和应该自我指导），评估来访者在情境中追求目标的成败。在整个探索阶段，治疗师要对来访者最重要的心理情境和目标以及来访者追求这些目标的方式提出假设。

在充分地探索来访者的自我信念、心理情境和自我指导之后，治疗师和来访者应重新审视初步的治疗概念化（"治疗师工作表 1：制订初步的治疗概念化"），努力修正和扩展，确定需要改变的目标。采用"治疗师工作表 4：修正的治疗概念化"来形成更新后的概念化。这一修正的概念化明确地包含了促进动机和预防动机，其中包括基于促进的自我调节和基于预防的自我调节。这种双重的问题概念化是自我系统疗法的一大特点，我们预计，自我系统疗法在治疗抑郁症方面具有一定的临床优势，例如，在治疗共病焦虑症的抑郁症上。

虽然自我系统疗法的抑郁症理论强调抑郁的发生和维持与其自我调节能力不足、理想标准过高、缺乏幸福感和动力不足有关。但是也有证据显示，抑郁症患者也存在基于预防目标的自我调节问题。许多抑郁症患者表现出了一种僵化的完美主义风格，无论是在抑郁症发作之前还是在发作期间。这种风格有很多"应该"和强烈的"应该自我指导"的特点。这表明，抑郁症患者倾向于采用基于预防目标的调节方式（Blatt，1995）。抑郁症和焦虑症（包括惊恐发作、社交焦虑和广泛性焦虑障碍）也提示患者的现实自我与理想自我和应该自我之间存在差距（Strauman & Higgins，1993）。

在自我系统疗法的探索阶段，对问题概念化的修正与扩展必须同时考虑两种自我调节。有些来访者所遇到的问题主要与一种自我调节方式有关，而与另一种自我调节方式无关。但是，即使在这些情况下，仔细考虑这两种调节方式也是很有帮助的。即使来访者正在努力实现其促进目标，但他是否经常能够达到预防目标？来访者的个性与社会发展是否存在差异，从而导致来访者过分关注某种自我调节？来访者在一个方面遇到的问题（例如，没有达到理想的标准）是否会因为另一方面的自我信念和标准而恶化？

下面，我们将简要地介绍利用从自我信念分析和心理情境分析中收集到的综合数据来修正并扩展治疗概念化。在本章结尾，我们为建立扩展的治疗概念化提供了结构化的指南，参见"治疗师工作表4：修正的治疗概念化"。该工作表主要用于帮助治疗师发展概念化。虽然它并不是来访者的家庭作业或者供来访者在会谈中使用，但是发展概念化应该是一个与来访者合作的过程。在自我系统疗法的适应阶段和来访者共享概念化，可以帮助治疗师和来访者对治疗目标达成共识。

策略：回顾共同主题和重新概念化

随着探索阶段的深入，治疗师可能会不断比较来访者报告的积极的和消极的心理情境，以及来访者具体的自我信念和自我指导（理想标准和应该标准）。治疗师已经有了一个概念化。在此过程中，治疗师不断地检验、修正和推翻原先的假设，从而更加全面且精确地解释来访者的病症和问题。对于高功能的、自我觉察能力强的来访者来说，在探索阶段，他们会重新审视自己最初形成问题概念化时的相关证据。对于这些来访者，修正概念化的过程只是汇总收集到的信息，并强调探索阶段的重点。

在探索阶段末尾，重点是对前期工作的总结与综合，明确适应阶段的目标。第一步是对初步的治疗概念化进行回顾，总结在自我信念分析和心理情境分析中的发现。如果治疗师和来访者已经确定了共同主题，并对他们的不同观点进行了探讨，那么这个流程会比较短，可能只占单次治疗会谈的一部分时间。治疗师和来访者可以直接讨论需要改变的目标。

根据自我系统疗法理论，修正的治疗概念化应兼顾促进和预防方面的自我调节。简化到其基本要素，概念化应当分别针对每一类自我调节回答在下面的"技术：探索共同主题和重新概念化"部分提出的问题。治疗师可以在治疗过程中先说出自己猜想的各个问题的答案，并让来访者加以检查和批评；也可以让治疗师先问来访者的答案。在讨论之前，治疗师应该对这些问题以及"治疗师工作表4：修正的治疗概念化"进行仔细思考和回顾。即使来访者的困难主要集中在一种自我调节上，治疗师也应该同时关注促进目标和预防目标，提醒来访者在治疗的最后阶段保持这两个目标。

治疗师与来访者之所以要明确而合作地检验初步概念化并重新概念化，目的之一是加强来访者对治疗过程的承诺。在自我系统疗法的最后阶段，也就是适应阶段，来访者需要积极参与改变的过程。这些改变很难，但是来访者越了解他们如何从改变中获益，并且参与到过程中（而非认为治疗师能够解决问题），他们就越愿意努力。

技术：探索共同主题和重新概念化

1. 在治疗前，治疗师需要独立地回顾从自我信念分析和心理情境分析中收集到的信息，以及探索阶段的目标3和"治疗师工作表4：修正的治疗概念化"。

2. 在治疗期间，与来访者简要地回顾初步的治疗概念化。

3. 使用以下问题讨论在自我信念分析和心理情境分析过程中收集到的信息，且一次基于促进的调节方式，一次基于预防的调节方式。

   - **对于来访者来说，最重要的目标和标准是什么？** 来访者想成为怎样的人？不想成为怎样的人？来访者的目标和标准是如何形成的？在哪些日常情境下，来访者的自我指导和自我信念最容易激活？

   - **来访者典型的追求目标的自我调节风格是什么？** 来访者通常怎样努力达到他的标准？记住，来访者可能用不同的方法追求促进目标（理想自我）和预防目标（应该自我）。

   - **来访者对这些目标的追求在哪些方面是有效的？在哪些方面是无效的？** 出现了哪些问题？这些问题持续了多久？这些问题最可能出现在哪些情境下？在哪些情境下，来访者最有可能成功地实现目标？正如其他治疗方法，结合优势分析（准确地指出来访者的优势和相对劣势）有助于建立和维持治疗同盟，并提供适当的自我评价。

4. 总结并与来访者讨论修正的治疗概念化。该讨论很有可能与下一步策略——确定以改变为导向的目标——结合起来，这样一来，对扩展的概念化的讨论就会自然而然地转向哪些目标需要改变。

策略：确定以改变为导向的目标和补偿性干预的目标

在修正和扩展治疗概念化之后，接下来的任务就是决定如何改变来访者的自我调节模式。在促进和预防方面，都可能存在可以改变的目标。这两类自我调节需要的改变可能是相似的，也可能是不同的。建立一份初步的改变目标的清单主要是治疗师的工作（见"治疗师工作表2：治疗目标——来访者的自我系统问题"和"治疗师工作表3：治疗目标——来访者的自我调节问题"）。但是，本着合作精神，治疗师应该邀请来访者参与修改并完成这份清单。

在自我系统疗法中，需要改变的目标可以集中于来访者的自我系统或者自我调节方式的不同部分。例如，来访者需要对自己的特定信念做出改变。治疗师可以观察到，来访者常常将自己与他人进行比较。比如，在没有太多可比性的情况下，来访者用了同辈之间的比较方式（例如，刚开始学习唱歌的人将自己与知名歌手做比较）。在这个案例中，治疗师可以使用自我系统疗法的框架来改变来访者的想法。比如，鼓励来访者把注意力集中在自己认为重要的目标和标准上，而不要随便拿别人做比较，然后想出具体的策略来做到这一点。对于来访者而言，思考如何调整他们追求促进目标或预防目标的方式，或者将这些目标限定在他们的标准更加有用的情境中，可能会有帮助。

以改变为导向的干预应该区别于补偿性干预。 以改变为导向的干预包括改变性格、行为、认知、情境或自我调节风格。对于很多来访者来说，随着时间的推移，很多自我调节方式都会发生变化，包括自我信念、自我指导和标准的内容、可及性、极端性以及情绪意义；来访者为了满足特定需求而接近他人的方式，例如，认可、尊重或爱。如果确实有改变的潜力，治疗师应该支持和鼓励这种改变，并且给来访者提供必要的知识和技术来达到预期的改变。

在其他情况下，至少在结构化的短期治疗范围内，来访者不可能改变某些标准、信念或行为方式（例如，当来访者拥有不良的人格特征时）。在这些情况下，如果在短期内无法改变长期脆弱性，更有效的办法就是进行补偿性干预。例如，帮助来访者认识到自己的弱点，最大限度地减少它被激活的可能性，并学习如何有效地应对脆弱性被激活的情况。

在确定补偿性干预的潜在目标时，治疗同盟可能面临挑战。虽然有些来访者认为学会带着问题生活是一件令人欣慰的事情，但是其他来访者可能会对此感到失望。在遇到补偿性干预面临的这些问题时，治疗师应预见这些反应，并对来访者的开放性和心理感受性做出临床判断。治疗师可以给来访者举个例子：对于身材特别高大的人来说，弯腰躲避障碍物是一种适当的、适应性的补偿性干预。改变环境（例如，住天花板很高的房子）也是适当的补偿策略。对于批评异常敏感的来访者，可以考虑类似的方法是否有用，例如，鼓励来访者减少与特别挑剔的家庭成员之间的互动。

在讲解自我系统疗法的适应阶段时，我们将进一步介绍以改变为导向的干预和补偿性干预。在目前的探索阶段，治疗师只需提出以改变为导向的干预和补偿干预目标，并向来访者提出这些建议，确保来访者同意继续治疗。如果治疗师有疑问，来访者是否能够在特定领域做出改变，或者补偿性干预是否有效，我们建议治疗师确定问题的范围，建议来访者在治疗的最后阶段寻求一系列方法来减少痛苦。

技术：确定以改变为导向的目标和补偿性干预的目标

我们建议治疗师根据"治疗师工作表2：治疗目标——来访者的自我系统问题"和"治疗师工作表3：治疗目标——来访者的自我调节问题"创建一组可能的目标，以便进行以改变为导向的干预或补偿性干预。在治疗中或布置家庭作业时，治疗师可要求来访者考虑可能的目标。来访者的目标清单可能和治疗师的不同。如果来访者具有强烈的防御性，治疗师可以避免直接讨论自己的和来访者的目标清单的不同之处。如果来访者没有很强的防御性，我们建议治疗师和来访者先独立完成自己的目标清单，再进行比较。

1. 你可以考虑如何改变**对于你与世界关系的看法**？（如果要改变，改变哪些自我信念、理想标准或应该标准可能对你更有帮助？）
2. 你可以考虑改变哪些方式来努力**让好事发生**和**避免坏事发生**？（在追求

目标时，哪些行为或方法似乎无效？）

3. 你认为你可以改变哪些信念或行为？（哪些信念或行为是你至少在某种程度上可以控制的？哪些在别人的控制之下？）

4. 在这些事情里，有哪些事情即使不能改变，你也可以更有效地和它们相处呢？

探索阶段的常见问题

1. 来访者不做家庭作业。我应该深入了解他为什么不做作业，还是听之任之？

    在治疗抑郁症的过程中，来访者没有完成作业常常是一个问题。这会导致双方都产生挫败感：治疗师因为治疗进展得不如想象的迅速和有效而感到沮丧，来访者则不断地面对治疗师的失望。在自我系统疗法的框架下，双方都会反复经历在实现目标上的失败。我们建议治疗师不要完全放弃家庭作业，因为家庭作业的依从性与好的治疗效果呈正相关。讨论家庭作业往往能激发来访者的自我信念（如"我需要正确地完成家庭作业"）或自我指导（如做额外的家庭作业会有负面反应）。如果治疗师觉得家庭作业给来访者造成了很大的情绪负担，那么在这种情况下进行合作检查会很有帮助（例如，使用心理情境分析的结构）。如果来访者长时间不服从，治疗师可能需要修改作业。例如，用口头报告做心理情境分析，减少作业量，或创造性地提出其他方法，让来访者独立练习治疗技术。重要的是，不能因为心理治疗又让来访者觉得他们无法实现目标。

2. 我的来访者总是告诉我，对于他来说，有一个目标非常重要：他很想升职。但他的行为又是相反的。比如，在晋升机会出现的时候，有好几次，

他都没有表现出自己的能力。这是怎么回事？

治疗师必须意识到，来访者对某些目标和标准可能并不十分清楚。这就是无意识运作的目标。当这些无意识的目标与来访者表达的目标发生冲突时，会产生令人困惑的局面。如果来访者希望得到晋升，为什么他不利用每一次机会来证明自己的能力呢？治疗师需要探索一下，找出无意识的竞争目标。例如，来访者可能会对于处理与晋升有关的责任感到担心（竞争目标：在工作中感到安全和放心），或者来访者害怕冒犯同事（竞争目标：绝不做任何会令同事不舒服的事）。在这些相互竞争的无意识目标暴露之后，治疗师和来访者就能分析这些目标各自的代价和收益，并对这些目标的后果做出有意义的分析了。

治疗师工作表 2：治疗目标——来访者的自我系统问题

注意：本工作表要用于每个新的来访者，治疗师应保存好原始的空白版本，以便将来复印使用。

问题领域	示例	可能的改变目标（若有，请描述）	可测量的结果
内容或可及性的问题	来访者可及的自我信念忽略了重要的相关信息 某些标准或期望被过于频繁地激活或不适当地激活 来访者过于僵化、抽象或不切实际的标准		
预测功能的问题	来访者总是低估或高估了追求特定目标的失败率		
监督功能的问题	来访者无法认识到追求目标所取得的进展，以及自我信念没有得到正确的调整		
工具性功能的问题	来访者夸大了做出和不做出某种行为的后果		

治疗师工作表 3：治疗目标——来访者的自我调节问题

注意：本工作表要用于每个新的来访者，治疗师应保存好原始的空白版本，以便将来复印使用。

问题领域	示例	可能的改变目标（若有，请描述）	可测量的结果
促进目标或预防目标的强度	来访者倾向于从预防的角度不适当地解释某些情境 无论适合与否，来访者都倾向于采取预防（或促进）取向 特定情境会激发来访者与预防（或促进）相关的回忆或信念，即便那些回忆或信念与情况不符		
自我调节的情绪后果	来访者很少体验到积极情绪（与促进目标的缺失有关） 来访者在促进目标失败时经历过度的消极情绪（如失望，悲伤） 来访者在预防目标失败时经历过度的消极情绪（如焦虑，内疚）		
追求重要的个人目标	来访者倾向于追求更可能事与愿违的目标（如过于抽象，完美主义） 来访者的有效行为能力有限（如人际交往能力或痛苦忍耐能力不足）		

治疗师工作表 4：修正的治疗概念化

注意：本工作表要用于每个新的来访者，治疗师应保存好原始的空白版本，以便将来复印使用。

根据自我信念分析和心理情境分析，回答下列问题。

■ 已经找到了哪些重要目标、自我指导和标准？

_____
_____
_____
_____
_____
_____

■ 来访者通常会如何追求促进目标和预防目标？

_____
_____
_____
_____
_____
_____

- 哪些方法可以有效地实现来访者的目标，哪些方法无效？

使用初步治疗概念化，回答下列问题。

- 来访者最初想改变的目标是什么？

- 在你所了解的信息中，哪些符合这些目标？哪些不符合这些目标？

更新或创造新的改变目标。

■ 在来访者对自我信念或自我指导的思考方式上，可以做出哪些改变？

_____
_____
_____
_____
_____
_____

■ 来访者努力让好事发生的方式是否需要改变？如果有需要改变的，请加以说明。

_____
_____
_____
_____
_____
_____

■ 来访者努力避免坏事发生的方式是否需要改变？如果有需要改变的，请加以说明。

_____
_____
_____
_____
_____
_____

- 来访者能更有效地处理生活中的哪些方面,即使这些方面无法改变?

第七章　适应阶段

（第 9—15 次会谈）

适应阶段：在 16 次会谈中的进度实例

会谈编号	目标	《来访者工作手册》中的材料
第 9—15 次会谈	• 运用策略和技术改变自我信念和自我指导，提高自我一致性，减少自我差异。	第七章，来访者工作表 12—15
	• 运用策略和技术改变来访者的自我调节风格。	第八章，来访者工作表 16—17
	• 通过设定现实的目标，改进追求目标的策略，使来访者在个人重要的目标方面取得进步。	第八章，来访者工作表 18—19
	• 如果来访者有完美主义倾向，就运用策略和技术帮助来访者管理完美主义。	第九章，来访者工作表 20—23

概述

适应阶段是自我系统疗法的第三阶段，也是最后阶段，主要聚焦于减少长期的、痛苦的自我差异以及修改失败的自我调节模式。正如在第六章结尾讨论的探索阶段，适应阶段主要有两个目标：以改变为导向的干预和补偿性干预。一些策略和技术有助于实现这两个目标。这些策略和技术在总体上可以分为两类：一类改变自我调节，另一类补偿短期内改变不了的自我调节。

我们需要快速回顾一下自我差异在抑郁症易感性中的理论作用。自我信念与理想自我指导之间的差异意味着积极的结果并未出现，从而导致与抑郁相关的情绪状态，例如，失望、悲伤和沮丧。自我信念与应该自我指导之间的差异意味着消极结果可能发生，从而激活与焦虑相关的消极情绪，例如，恐惧、忧虑和紧张。如下所述，在这个阶段，以改变为导向的目标或以补偿为导向的目标可用于治疗。

- 降低长期的自我差异及其情绪影响，提高自我一致性。
  - ——调整自我指导，如降低极端标准，放弃由他人强加在来访者身上的、但来访者觉得并不重要的自我标准。
  - ——提高自我评价的准确度，纠正感知到的自我差异；对于抑郁症来说，这通常涉及增加对优点的关注。
  - ——通过改变对其重要性和后果的认识，来减少消极自我信念以及跟自我不一致的自我指导对来访者情绪的影响。
  - ——改变痛苦的、跟自我不一致的自我指导的激活频率，以降低对情绪的影响。
- 改变追求目标的特征取向。
  - ——通过评估特定情况下的相对代价和收益，并尝试不同的方法，改变促进目标与预防目标之间的平衡。
  - ——制定更加现实且可控的个人目标。
  - ——监控目标追求，例如，强调过程，不要只关注最终结果。
  - ——改变策略追求个人目标，例如，通过头脑风暴来寻找替代策略或培养新技能。
  - ——对难以改变的自我调节部分采取补偿策略，例如，通过改变环境来创造更好的适应性，或者学习更有效的应对压力的方法。
- 管理完美主义。
  - ——评估完美主义标准的可实现性，认识到继续使用这些标准的后果。

——确定来访者认为可以降低的标准，尝试更加温和的标准，并评估降低标准的后果。

——采用补偿策略（例如，改变环境特性），降低僵化的完美主义标准的激活频率。例如，如果一位来访者在工作时不能受到打扰，那么当他必须在家工作时，建议他在家里安排一间单独的房间来工作。

适应阶段会使用家庭作业和做行为实验，以改变来访者的自我信念、自我指导、自我调节（包括促进取向和预防取向、来访者追求目标的方式）以及完美主义倾向。由于不同的来访者的治疗目标不同，适应阶段以三个独立的模块呈现。每一个模块都具有广泛的治疗目标，可以按任何顺序完成。有两个普遍的目标适用于所有来访者：模块1的减少自我差异和增强自我一致性的目标，模块2的改变来访者自我调节风格的目标。模块3的管理完美主义倾向的目标只针对有完美主义问题的来访者。

这些模块中的一些策略在《来访者工作手册》中有相应的工作表。当一个标准结构与一个策略匹配时，我们就提供一个工作表。然而，一些策略更个性化，如果需要使用它们，要根据来访者的情况进行调整，因此更适合低结构化的合作治疗。家庭作业不必依赖工作表。所以即使没有提供正式的工作表，治疗师也应该继续鼓励来访者在家里练习模块中描述的策略。治疗师可根据个人的判断来决定来访者在何时需要何种程度的指导。但是请记住，应该先在会谈中练习这些作业。

每一个模块都有几种特定的技术，治疗师可以根据来访者的需求直接使用。治疗师应该根据探索阶段结束时设定的目标来选择这些模块的治疗技术。我们提到的技术并非面面俱到。只要与自我系统疗法的技术和目标保持一致，治疗师可酌情创造性地使用其他技术。

许多目标和技术相互重叠，实际上，它们可以协同工作。方便起见，我们把它们分开进行讨论，但它们并不一定是独立的过程。我们建议刚开始使用自我系统疗法的治疗师先熟悉所有模块、策略和技术，再开始治疗。虽然在自我系统疗法的这个阶段，我们才正式实施促进来访者改变的技术。但是，治疗师应该在早期就制订治疗计划，并对哪些干预措施最有效形成假设。熟悉各种治疗策略的治疗师能够灵活地运用这些技术，与来访者在会谈中提到的信息相适应，并抓住机会，以最有效的方式使用这些技术。这些模块和技术可以按照任何顺序来实施，以满足来访者的需求。

适应阶段的目标

- 使用模块 1 来减少自我差异，增加自我一致性
- 使用模块 2 来调整来访者的自我调节方式
- 使用模块 3 来管理完美主义倾向（可选）

适应阶段的模块

模块 1 的目标：减少自我差异，增加自我一致性

减少自我差异，增加自我一致性与自我指导以及相关目标、期望和标准有着密切的联系。如果自我信念存在不准确之处，应提高自我信念的准确度。在这个模块里，我们也会讨论改变那些令人烦恼的自我指导的激活频率。改变激活频率的目的并不在于减少差异量，而在于减少差异对情绪的影响。这些策略和技术中的一个关键主题是来访者的自我评估过程及其情绪影响。

本模块的大部分策略可用于降低现实自我和理想自我之间的差异，以及现实自我和应该自我之间的差异。治疗师能够针对抑郁症和共病的焦虑症状，为来访者提供一个框架，让他们了解不同类型的消极自我评价会导致不同的

症状。每一项策略之后的技术部分并未列出所有可用的技术。随着经验的积累，治疗师可以根据每一位来访者的具体情况生成适当的治疗技术。请发挥你的灵活性和创造性。

策略：修改自我指导和标准

抑郁症患者可能持有无法实现的理想自我指导和标准，从而导致长期消极的自我评价。他们还可能持有让他们非常焦虑的自我指导和标准。提高自我一致性和减少自我差异的方法之一是修改"理想标准"或者"应该标准"。对于很多来访者来说，这也许是最好的策略，因为这种策略只需要改变他们对自己的评价标准，而非实际行为或个人特征。然而，尽管这一策略听起来简单，但改变自我指导是一件很有挑战性的事情，尤其是对于那些有着根深蒂固标准的抑郁症患者来说。

通过仔细地进行代价－收益分析，治疗师可以影响标准的修改。"来访者工作表12：修改我的标准或期望"可以帮助来访者仔细考虑要达到更高的标准需要付出的代价。例如，一个节俭的来访者可能会考虑，花那么长时间在不同的超市之间跑来跑去买最便宜的东西来省点钱，到底值不值得。其他策略可以强调，来访者实际上可以选择使用标准还是放弃标准。治疗师还可以与来访者一起评估采用不同标准的结果。举例来说，治疗师可以鼓励那位节俭的来访者暂时降低自己的标准，对结果进行评估。如果她周末只去一家超市购物，而不是像以前那样去三家超市购物，能节省多少时间？她能不能用节省下来的时间追求其他重要的目标（如多陪陪孩子）？

在某些情况下，来访者可能认为这样的行为值得，因为他们很重视这个标准。就算心理咨询师认为患者应该降低标准，在这种情况下，采用补偿策略也可能更好。治疗师可以和来访者一起思考，看看他们如何分配时间、精力和其他代价来维持高标准。

如果来访者对降低标准感到害怕，那么很有可能是由于他们对于该标准的重要性或是对于达到或未达到该标准的结果有不现实、不准确的想法。在这种情况下，认知行为疗法的认知重组技术可能会鼓励来访者更加开放地改变标准。接下来，我们会提供一些策略来挑战来访者，让他们意识到自己的标准是不切实际的。但对于过于严格的完美主义标准，我们建议采用模块3（管理完美主义倾向）中的策略。

技术：修改自我指导和标准

"来访者工作表12：修改我的标准或期望"的目的是帮助来访者反思和修正那些困扰来访者的不切实际的高标准以及需要来访者过分努力和牺牲的标准。下面的前四条技术也呈现在"来访者工作表12：修改我的标准或期望"里。

1. 请来访者给自己的标准下一个更加具体的定义，尤其是在这些标准非常抽象和宽泛的情况下。例如，一个想成为一名优秀员工的人可能会认为自己即使生病了，也必须去工作，自愿参加每个工作项目，经常加班，并在年度业绩评估中得到完美的反馈和高度赞扬。
2. 鼓励来访者思考达到标准所需要付出的代价和收益，以及回报递减的概念。例如，在每周工作70小时的情况下，牺牲了哪些其他目标（比如了解时事，保持朋友关系）？
3. 让来访者考虑改变标准，或者用更容易实现的新标准取代原来的标准，这样做会有什么积极的或消极的影响。
4. 鼓励来访者至少暂时性地修改标准并评估结果。开始时，最好选择对来访者不那么重要的标准，而不要选择非常重要的标准。

接下来介绍四种认知技术，这些技术可在会谈中挑战来访者不正确或不合理的自我指导。这些技术并无具体的工作表，但是我们建议治疗师请来访者做笔记并总结其结论。

5. 帮助来访者思考当他达到了一个非常重要的标准之后，他将会得到怎样的结果，并且挑战那些结果的不准确之处。"来访者工作表12：修改我的标准或期望"可以帮助来访者解决这些问题。举例来说，如果来访者认为工作成功会帮她找到理想的伴侣，那么治疗师可以举出一些例子来挑战这种信念。比如，许多成功人士都有糟糕的伴侣；有些人在来访者眼中算不上成功人士，但他们有着长久而令人满意的亲密关系。

6. 回顾在定向阶段的自我情境评估中收集到的资料。在生命早期，来访者是否有一些对他有帮助的标准，但是现在需要更新这些标准呢？强调选择这一观念，即来访者可以自由选择自己的标准，以及选择这些标准对他们有多重要。

7. 当来访者高估了某一目标或标准的重要性时，请他们找出其他不符合标准的人。这一缺陷如何影响来访者（或者其他人）对这些人的看法？

8. 请来访者指出他们在哪些领域没有高标准。讨论为什么在这些领域中，他们更容易接受较低的标准。来访者能如何将这些信息应用到高标准领域？

策略：建立更平衡的自我信念

　　大量研究表明，在抑郁症患者的"现实自我"信念中，积极因素很少。为了减少差异，提高自我一致性，我们采用一种策略来帮助来访者扩展自我信念，从而更准确地呈现来访者的积极特质。抑郁症患者存在消极思维模式，治疗师常使用认知技术来干预这种思维模式。消极的思维模式会降低来访者对自我信念中积极因素的关注，使其过分关注消极的一面。来访者可能会忽视他们的优点，认为他们的成功是因为运气好，而不是因为他们的努力和能力。来访者还可能放大负面细节，过滤掉重要的正面细节。比如，来访者是一个棒球教练，因为他的队伍输了一次比赛，所以他觉得自己是一个很失败的教练。但是，他忽略了自己的积极特质，比如他坚持训练，与棒球运动员及他们父母的关系很好，也能把小的紧急情况处理得很好。治疗师可以使用"来访者工作表13：发现我的优点"来帮助来访者更好地理解他们的优点。当然，第一步是让来访者意识到他们拥有这些美好的特质。

在自我系统疗法中，认知技术可以消除认知偏差对来访者自我信念准确性的影响。然而，自我系统疗法中的认知技术和认知行为疗法中的认知重建是不同的。在自我系统疗法中，使用认知技术的目的是减少自我差异，提高目标追求的效率。"来访者工作表14：我的优点是怎么被藏起来的？"能帮助来访者认识到哪些认知模式让他们看不到自己的优点。因此，他们的现实自我和理想自我、应该自我之间总是有差距。

在会谈后布置一些行为作业有助于为来访者的自我信念提供新的信息。治疗师可以设计一些作业，让来访者在其中获得新的体验，帮助他们发现或者更清楚地看到自己的一些优点。比如，如果一位来访者认为他不擅长社交，那么治疗师可以让他参加当地的美食节并主动和摊主交谈。来访者能主动地与人交谈，展现了他的社交能力，同时也挑战了他不准确的自我信念。治疗师的任务就是让来访者注意到这些经验，强调这些经验的重要性，并挑战那些会对自己说"这没有什么了不起的"来访者。"来访者工作表15：展现我的优点"可以帮助来访者设计此类作业，并跟踪其进展情况。

再举一个例子来解释行为作业策略。如果来访者在孩子的学校做志愿者时认为自己很有能力，但是在其他方面无法胜任，那么治疗师可以鼓励她更多地参加学校活动，以增强在这个领域里的现实自我和理想自我的一致性。如果来访者觉得自己和挑剔的婆婆相处时是无能的，可以鼓励她减少和婆婆相处的时间，以尽量少激活在这个领域里的现实自我和理想自我的差异。假以时日，如果改变的激活模式得以维持并扩展到其他领域，那么她的自我信念差异——也就是"我无能"——可能会减少。

技术：为来访者的自我信念提供新信息

1. 使用"来访者工作表13：发现我的优点"，让来访者识别他们的积极特质，想出具体的例子来展示每一个积极特质。让来访者把清单带回家，然后在一周内继续完成清单。
2. 布置家庭作业，让来访者向别人提问，了解他们自身的优点。使用这种方法时，治疗师要小心，确保来访者能从关心和支持他们的人那里得到信息。其他人提出的其他优点也可纳入"来访者工作表13：发现我的优点"。
3. 使用"来访者工作表14：我的优点是怎么被藏起来的？"，找出阻碍来访者认识或充分欣赏其积极特质、过分关注消极特质的认知过程。监测和挑战来访者经常使用的极端语言（例如，我不行，我失败了，我没用）。请来访者提供证据来反驳他们对自己的优点或缺点的看法。
4. 使用"来访者工作表15：展现我的优点"，与来访者一起选定能够展现来访者积极特质的行为作业。
5. 利用在探索阶段的心理情境分析中收集的信息，回顾那些容易激活消极自我信念的情境，并与来访者讨论应对这些情境的更具适应性的策略。
6. 利用在心理情境分析中收集的信息，确定哪些情境倾向于激活积极的自我信念。鼓励来访者更多地接触这些情境和其他能增强来访者的掌控感的情境。

策略：改变消极自我信念的重要性及其后果

除了努力平衡自我信念之外，治疗师和来访者还可以探索后者身上的一些缺点的重要性和后果。之前，我们曾解释过以改变为导向的干预与补偿性干预之间的差异。特别是对于在短期内无法改变的消极自我信念，治疗师可以通过补偿性干预，从自我信念的重要性和情境或人际关系的后果方面评估他们对自我信念的看法。借由认知技术与行为作业，治疗师与来访者共同致力于改变来访者对于自己的消极特质的看法。也许是因为这些所谓缺点有着深厚的发展根基,在来访者的早期体验中产生了巨大的影响,因此它们的重要性可能会被高估。另外,纠正来访者对于现实自我的缺点所导致结果的过于夸大的认知,对于评估其重要性也有一定的启示。

比如,来访者是一名销售人员,他由于记忆力下降而感到沮丧,认为记忆力的问题影响了他的工作表现。治疗师可以和来访者一起努力改变"我什么也记不住"这种夸张的想法。治疗师还可以检查这一自我信念带来的后果。"我什么也记不住"这种夸张的想法让来访者绝望得想辞职。如果把这种想法换成更准确的说法——"我的记忆问题是轻微的,而且只表现在某些方面,没有严重影响到生活"——那么有效的行为策略也可以减少记忆问题的影响,比如在手机上设置一个提醒程序,从而减少该问题对工作的影响。

还有其他有助于改变消极自我信念的策略。比如,治疗师可以让来访者从一位值得信任的同事那里了解情况,这样就能从局外人的角度了解到自己的工作表现。尽管这位同事承认来访者错过了几次会议,但她也许会说,她从没注意到来访者的工作效率有任何下降。她也可能提醒来访者,最近公司裁员,技术支持人员减少,导致销售人员承担了更多责任,从而增加了来访者的工作负担。这个作业能帮助来访者正确地看待他的记忆问题,让他更有效地集中注意力。

技术:改变消极自我信念的重要性及其后果

《来访者工作手册》中没有与以下技术相关的工作表。

1. 探究来访者是否会过度评估自身缺点的重要性和后果。鼓励来访者思考这些信念是否过时,是否需要修改。回顾从自我情境评估中收集到的信息可能会有帮助。举例来说,来访者目前单身,但是她从小就认为必须在某个年龄结婚。经过深思熟虑,她可能会意识到结婚不再是她人生的重要目标。

2. 布置家庭作业，旨在准确地评估某一特定情境或关系中的某一特定自我信念的重要性和后果。例如，请来访者询问值得信任的人，他们是否受到了来访者认为的缺点的困扰，以及这些缺点会造成多么严重的问题。
3. 布置家庭作业，目的在于准确地评估来访者认为他人的缺点的重要性和后果。来访者是怎样看待那些有或没有这些缺点的其他人的？
4. 布置家庭作业，让来访者研究一位成功人士，这个人也有来访者认为的最重要的缺点。例如，来访者觉得自己很内向是一件非常糟糕的事情，但是比尔·盖茨（Bill Gates）和 J. K. 罗琳（J. K. Rowling）都属于内向的人。讨论这一特性对于来访者生活的重要性及其后果。

策略：改变自我指导的激活

关于自我指导激活频率的改变，主要包括两个方面。一个方面是行为层面的——使来访者更多地接触激活自我一致性的环境，从而增加自豪感和愉悦感，增强积极的自我评价，并减少接触可激活长期痛苦的自我差异的情境。

心理情境分析是在治疗探索阶段完成的，重点在于提高来访者对激活其标准的环境或人际关系的认识。在治疗适应阶段，来访者可以回顾激活特定的自我指导的情境，学习选择合适的情境来修改激活频率。这样做的目的是增加积极情绪（如快乐、成就感）的自我指导的激活频率，以及减少导致消极情绪（如羞耻、悲伤）的自我指导的激活频率。心理治疗师鼓励来访者参加以他认为重要或愉快的目标为导向活动，这样做能增加其他平时不会出现的理想自我的激活频率。在大多数情况下，这个阶段包括继续执行在治疗早期定下的目标导向行为，同时增加新的治疗策略。

下面通过一个例子来说明怎样的行为策略能够增加对某种增加自我一致性的自我指导的激活。来访者想成为一名业余画家，但由于时间紧迫，她放弃了。尽管来访者作画的时间有限，治疗师仍需要鼓励来访者重新作画。来访者的自我指导就是成为一名业余画家，这与快乐和轻松有关。它被激活的次数越多，来访者越会以积极的态度看待自己，重新获得动力，从而帮助来访者进行自我评价。最成功的干预方法是找出哪些领域可以经常激活来访者的积极信念。

让来访者减少暴露在激发自我差异的环境中，尽管这种行为策略有时并不奏效。这种行为策略也并非鼓励来访者长期回避需要注意的情境。当无法避免接触可能激发自我差异的情境时，治疗师将与来访者一起探讨如何更有效地应对这种情境。例如，来访者的母亲患有慢性疼痛，这位来访者希望成为一名细心的照顾者，满足母亲的健康需求。但是，如果来访者迟到了或者在她母亲需要看医生时抽不出时间，她母亲就会责备她。当来访者和母亲在一起时，母亲教给她的自我指导就会被激活——"我必须把家人放在第一位"。来访者还有一个从童年起就定下的目标："我绝不会惹妈妈生气"。所以，面对母亲的批评，来访者的反应就是一言不发，默默接受。

来访者并不想避开母亲，但这是一个反复激活自我差异的心理情境，涉及把家人的需求放在自己的需求前面。为了减少母亲不断地批评带来的麻烦，一种方法是调整让母亲不高兴的目标，并努力学习新的技能，以更有效地应对这种情境（见模块2的讨论）。另一种方法是，也许来访者已经注意到，当别人在场时，她母亲就不会批评她。如果是这样，来访者可以带着另一个人去见母亲。至少在某些时候，这个人能缓解来访者与母亲之间的矛盾。

其他改变自我指导的技术更偏向于认知层面，比如，通过引导来访者专注于不同的、更容易实现的目标，可以减少令人困扰的自我指导的激活。举例来说，一个来访者要参加公司聚餐，但是他备感压力，因为他想给老板留一个好印象。治疗师可以鼓励他转而专注于和同事们在放松的氛围中共度美好时光。

对某些来访者来说，自我差异之所以反复激活，是因为情境需要他们这么做。在某些情境下，被激活的自我指导是有意义的。比如，当来访者要组织会议或者要去机场接人时，激活"负责任"和"可靠"的自我指导是很合理的。但是，如果来访者要上瑜伽课，激活这种自我指导就不合适了。强烈的自我认知可能就浮在水面下，很容易被激活——有时过于容易了。心理治疗师可以帮助来访者识别并标记假警报的例子，允许来访者忽略它们。

技术：改变自我指导的激活

1. 在对心理情境分析过程中收集的信息进行回顾时，找出哪些心理情境会激活理想标准和应该标准。
2. 鼓励来访者更加频繁地参加能激活具有自我一致性的自我指导的活动，减少参加激活令人痛苦的自我指导的活动（也就是能激活痛苦的自我差异的活动）。
3. 当无法避免或减少会激活痛苦的自我指导的活动时，进行头脑风暴，思考如何更有效地应对这种情境，或者改变某些方面来减轻痛苦。
4. 鼓励来访者在面对可能激活痛苦的自我差异的情境时，将注意力放在其他目标上。
5. 评估在特定情境下激活的自我指导是否恰当，或者只是假警报。如果自我指导反映了强烈的自我认知，并且在不合适的情境下太容易被激活，就与来访者一起识别假警报，并一起练习适当的认知反应。

策略：改变对自我指导的重要性及其后果的感知

当人们认为如果自己无法达到自己的标准或者辜负了别人的期望就会产生消极的后果时，他们会感到痛苦。心理治疗师应该努力找出来访者预期的结果，找出这种预期结果中不准确的和灾难性的想法。有些时候，这些错误的想法可能在童年早期就生根发芽了，持续影响着来访者的生活，来访者却没有意识到这一点。举例来说，来访者可能从小就知道，避免和父母发生冲突的方法就是把自己和父母不同的想法藏在心里。成年之后，来访者一直很不自信果决。治疗师可以利用认知技术来检查童年期的人际情境，也就是为了避免冲突而放弃自己的观点。来访者可能意识到，尽管他对自己不坚持表达自己的观点感到失望，但是他下意识地把"避免冲突"作为目标放在了优先位置。

探讨与人际关系冲突及其后果相关的自我指导来源，可以帮助来访者了解那些适用于过去的标准对行为和情绪的持续影响，但是这些标准可能已经过时或者无效了。来访者还可能意识到一些标准并非由自己选择，而是由父母或其他亲近的人灌输给他们的。类似于之前提到的修改自我标准的策略，治疗师强调来访者可以选择自己想要的标准和不想要的标准，从而帮助来访者评估自我标准的相对重要性。比如，来访者可能仍然想保留"避免冲突"这个目标，因为冲突会使他非常不舒服。但是，当来访者意识到自己可以自由地选择自己的目标和标准时，就会愿意降低"避免冲突"这一目标的重要性。

还有一个挑战自我指导的重要性或者后果的方法，那就是检查它在不同领域（例如，工作、爱好、恋爱关系或友谊）的运作方式。虽然冲突回避型来访者可能在生活的各个领域都遵循这个标准，并可能常常因为缺乏自信果决而感到失望，但是随着进一步的探索，他可能会认识到这种自我差异并不会影响他的友谊和恋爱关系。来访者认识到，"缺乏自信果决"并非在所有情境下都存在问题，从而认识到这个缺点没有那么严重。

技术：改变对自我指导的重要性及其后果的感知

1. 探讨来访者对自我指导的重要性及其后果的认识是基于过去的经验还是他人的观点。鼓励来访者质疑这个标准是真的对他来说很重要，还是对别人来说重要？同样，他所预计的达不到这一标准的后果是否适用于现在，是否已经过时了？

2. 挑战特定的自我指导在生活中的重要性和后果，让来访者准确地评估自我差异对人际关系和环境的影响。帮助来访者在考虑所有领域的情况下，更加实际地评估某个属性的整体重要性。例如，治疗师可以鼓励一个因为不注重细节而不断责备自己的来访者，在不同的领域重新审视这一缺点的后果。这样的思考可以帮助来访者得出一个结论：在大多数时候，他能够及时地发现错误并改正错误。

模块 2 的目标：调整来访者的自我调节方式

改变来访者自我调节方式的策略有很多种（选择和追求目标的典型风格）。改变调节方式的分散部分：帮助来访者学习和理解他们追求目标的典型风格，帮助他们判断这种方式在特定情境下是否有效，并且想办法提高自我调节的有效性，比如制定更加现实的目标或者学习新的技能。改变抑郁症患者的调节方式，通常包括减少使用预防目标（避免坏事发生）、增加使用促进目标（让好事发生）。

本模块讨论的一些策略和模块 1 中减少自我差异的目标类似，例如，提高自我信念的准确度。如果来访者因为不健康的饮食而烦恼，心理治疗师可以帮助她认识到，其实她平时吃得很好，只是周末吃得比较随意。这样，来访者的自我差异就会减少。另一种减少自我差异的方法是增加促进目标，这也是模块 2 的重点。使用模块 2 的策略，来访者能集中精力制定更加现实的饮食目标，或者制订新的策略来实现健康饮食。这些策略能帮助来访者在达到目标时更加成功，从而减少她感知到的自我差异。这两个模块存在重叠，但方便起见，还是分开做介绍。

策略：设定现实的目标和监督进展

抑郁症患者一直在努力实现自己的一些重要目标。他们可能已经取得了一些进展，但是后来失去了动力，或者根本没有办法开始。无论是哪种情况，来访者都会感到困惑，对自己感到失望，对取得进展感到绝望。第一步要做的就是仔细研究来访者的目标，看目标本身是否会阻碍他们取得进展。目标太模糊，太长期，太遥远，都会使来访者的努力付诸东流。

"来访者工作表16：设定切合实际的目标"可以帮助来访者评估存在问题的目标，从而确定其可行性。它们是否切合实际？是否有无法克服的障碍？来访者是否有必要的技能和资源？这样的分析能够使来访者发现，至少在目前，有些目标存在问题，暂时行不通。在这种情况下，来访者可能需要把目标分解成更小的部分，或者先设定一个中间目标。例如，来访者希望在年底之前买一套新房子。这一目标可能需要有一个中间目标，也就是储蓄一定金额的存款。来访者也可能需要修改目标的某些方面。如果来访者在10月份定下了买房的目标，那么她要在年底前买房是不太现实的。但是，如果来访者留出6个月的时间来买房，这个目标就更容易实现。

在设定合理的目标之后，来访者必须能够准确监督目标的进展情况。抑郁症患者由于过分关注最终结果而无法意识到自己在达成目标上取得的进步。比如，虽然来访者已经攒够了定金来买房，但她可能只关注自己还住在破旧的小房子里。治疗师应该鼓励来访者描述她是如何监督目标的进展的。

技术：设定现实的目标和监督进展

1. 鼓励来访者找出他们难以实现的目标。使用"来访者工作表16：设定切合实际的目标"，让来访者评估每个目标的可行性。
2. 对于那些被认为不现实或无法实现的目标，帮助来访者制定一个经过调整的目标。
3. 使用"来访者工作表16：设定切合实际的目标"，让来访者确定他们如何监督调整后的目标。鼓励来访者认识到他们的进步，并为之感到自豪。

策略：发展技术，提高成功追求目标的能力

在很多情况下，来访者之所以无法达到目标或取得进展，原因在于他们缺乏达到目标所需要的技能，或者认为自己没有足够的技能。例如，如果来访者缺乏社交技能，那么他可能不知道该如何在聚会中主动地与他人交谈，他想结交新朋友的目标也会受到影响。如果来访者无法控制自己的怒气，他就可能没办法好好度假。因为一旦有什么不如意，他就会对服务员大发雷霆。加快目标进展可能需要帮助来访者培养特定的技能，从而提高自我一致性。

以下技术旨在帮助来访者通过解决问题、学习技能和时间管理来提高实现其目标的可能性。有几个技术涉及的范围很广，教授这些技术需要治疗师和来访者在几次会谈中付出共同的努力。此外，我们还建议治疗师使用其他有实证支持的技术（如社交技能训练、愤怒管理训练）。在这个模块中，许多预期的变化都与长期变化有关。在自我系统疗法的后期，治疗师的角色是提供知识、鼓励和支持，让来访者开始他们期望的实质性改变。

技术：发展技术，提高成功地追求目标的能力

1. 使用"来访者工作表 17：评估我如何实现目标"，让来访者确定他们在追求目标时遇到的困难。集中精力帮助来访者扩展当前的解决方案，让来访者进行头脑风暴，或者向其他人请教如何处理类似的问题。运用代价－收益分析，帮助来访者决定采取哪种方案。

2. 识别需要额外学习的技能，比如，在自信果决、愤怒管理和放松方面加强训练。

3. 为了促进目标取得进展，可能需要进行更多的技能培训，而不仅仅是学习心理学知识。例如，想要改变职业生涯的来访者可能需要学习一些专业课程来培养新的职业技能。

4. 当培养技能的时间超出治疗时长时，应与来访者合作，设定一个现实的期望，明确在终止治疗前，来访者和治疗师可以合作的部分，以及在结

束治疗后，来访者需要独立应对的部分。

策略：识别特征取向

心理情境分析是自我系统疗法探索阶段的主要技术之一。通过这种策略，来访者能够识别具有重要情绪意义的情境，分析他们在每一种情境下的目标、追求目标的方法，以及采用这种方法后的结果。最后，治疗师和来访者根据收集到的各种情境信息，得出有关来访者特征取向的主题。

在适应阶段，我们可以参考在探索阶段收集的信息，帮助来访者了解他们的自我调节风格及其后果。这些策略的对应技术主要是回顾与反思。富有洞察力的来访者可能在探索阶段就已经非常清楚地认识到了他们的特征取向，在这种情况下，这些技术可能是多余的或者不必要的。

技术：识别特征取向

1. 回顾从心理情境分析中提取的主题，使用"来访者工作表18：促进和预防——我的关注点在哪里？"，总结探索所得结论，考虑来访者特征取向的结果。

2. 通过考察不同情境中来访者主导取向的激活程度（促进或预防），讨论来访者特征取向的强度。"来访者工作表18：促进和预防——我的关注点在哪里？"要求来访者考虑他在哪些情境下更关注促进目标或预防目标。

3. 向来访者反馈其特征取向，讨论来访者与治疗师的不同观点。从治疗的情境方面分析来访者的自我调节也是有意义的——来访者的治疗目标是什么，他实现目标的方式是什么，目前的进展如何。

策略：改变预防目标和促进目标之间的平衡

自我系统疗法的主要前提之一是，抑郁症的特征是自我信念（现实自我的行为或属性）与重要的促进目标（理想自我指导）之间长期存在很大差异。

最终，自我调节失败，抑郁症患者失去动力和兴趣，参与的促进活动比平时少得多。自我系统疗法的任务之一是重新启动积极的动机过程，同时帮助来访者调整评价自己的方式。

使用自我系统疗法的治疗师会发现，有些来访者的调节重点几乎集中在预防目标上。这样的来访者似乎只关心做对的事情，因为他们特别注重规则和责任，或者为了确保不发生坏事而不断控制环境。改变这种平衡对于这些来访者而言很重要，因为这样可以增加他们获得积极影响和提高自我评价的机会。

以下技术将重点放在教导来访者评估预防目标的代价和收益上，确定预防目标是否有必要，鼓励来访者在合适的情境里采用促进目标。我们发现，当来访者意识到自己的默认取向是预防目标时，这种策略可能更加有用。

模块 1 的策略与技术目标是减少自我差异，提高自我一致性，重点在于改变来访者的自我评价模式。模块 2 的技术重点在于鼓励来访者在生活中进行更多的促进活动。作为一名治疗师，你也许会问："我们不是一直在努力增加以促进目标为中心的活动吗？"没错，在定向阶段（定向阶段的目标 3），来访者开始启动或恢复目标导向活动，强调与满足感和幸福感相关的活动。据推测，这些活动贯穿整个治疗过程，现在已成为来访者日常生活的一项常规活动。

但是，定向阶段的活动和现在这个阶段的活动有所不同。早期治疗的重点是恢复目标导向活动和行为，而在本阶段，来访者更加了解他们选择各种活动的动机。确保促进活动与预防活动之间保持平衡十分重要。

技术：改变预防目标和促进目标之间的平衡

1. 回顾"来访者工作表 18：促进和预防——我的关注点在哪里？"中来访者倾向于使用预防目标的情境。让来访者仔细考虑在这些情境下和其他情境下使用预防目标是否合适。

2. 讨论来访者倾向于采用预防目标的根源，重新审视在自我情境评估中收集的相关信息。治疗师必须首先结合来访者过去的生活经验，肯定他们过去采取预防目标的合理性，然后与来访者讨论现在仍僵硬地采用预防目标会带来什么后果。

3. 使用"来访者工作表19：促进和预防——改变我的关注点"，让来访者考虑坚持预防目标的相对代价和收益。例如，要达到预防目标，需要做大量的计划并付出许多努力，而且即使达到了预防目标，来访者最好的感觉也不过是松了一口气。

4. 鼓励来访者使用"来访者工作表19：促进和预防——改变我的关注点"，考虑坚持促进目标的代价和收益。举个例子，虽然失败后会有感到失望和沮丧的风险，但是成功地参与促进活动可以带来快乐和满足感。

5. 帮助来访者想出方法来修改他们的预防目标，从而降低代价或者增加收益。在适当的情况下，是否可以减少对预防目标的使用，更加有选择地使用预防目标？

6. 使用"来访者工作表19：促进和预防——改变我的关注点"，让来访者列出一些情境，在这些情境下，来访者关注预防目标，但其实关注促进目标可能更合适。让来访者试试在特定情境下尝试不同的关注点，并让他们报告结果，评估代价和收益。

策略：为自我调节方式制订补偿策略

有时，自我调节不起作用，可能是由于某些因素不能在短期内改变，例如，长期适应不良的人格特征。在这种情况下，对于来访者来说，改变环境来补偿这种人格上的问题可能比改变他们的自我调节方式容易得多。比如，来访者想做一个和蔼可亲的父亲，但是孩子稍一吵闹，他就会发火。治疗师可以鼓励他在家里清理出一个私人空间，当来访者感到不耐烦时，可以在私人空间内得到休息。来访者可以学会预测和处理自己的个性特征所带来的后果。又比如，对于那些很怕孤单的来访者，可以鼓励他们在下班后组织一些社交活动或者参加志愿活动。

运用以下技术，鼓励来访者补偿他们的调节方式：改变环境的某些方面，谨慎地选择人际关系，坦率地向他人承认自己性格中的某些问题，以及更好地应对其他人的反应。对于自我调节的基本理解，加上对自己的无效行为和调节倾向的清晰认识，能够帮助来访者找到合适的补偿策略，为最终的改变提供合适的依据。

技术：帮助来访者应对其调节方式

1. 鼓励来访者改变环境，以更好地补偿他们的自我调节方式。
2. 帮助来访者了解他们的风格在哪些情境下是行之有效的，在哪些情境下是不起作用的，并以此激励他们去哪些地方，做哪些事情。例如，可以鼓励来访者多花点时间与那些能够适应其自我调节方式的人打交道，至少这些人不会被其自我调节方式困扰。让来访者少花点时间和那些对其自我调节方式反应消极的人打交道。治疗师也可以鼓励来访者想一想他的调节方式在哪些工作场合会得到更高的评价，或带来更大的职业成功。
3. 让来访者在出现问题之前，和别人分享他们调节方式的相关方面，这样可以缓和别人的反应或者改变他们的行为。举例来说，"我是一个完美主义者，有时，我可能看起来要求很高，但没有针对你的意思"，或者"我觉得在一大群人面前进行即兴演讲是一件很不舒服的事情，如果你能给我几天时间准备，会很有帮助"。
4. 帮助来访者改变他们的期望，使之适应那些无法改变的缺点。就像跑得很慢的人不应该期望成为跑步运动员并参加奥运会一样，内向的人也不应该期望成为派对的主角。
5. 教来访者放松技术，以应付他们的自我调节方式所带来的压力。

模块 3 的目标：管理完美主义倾向

在抑郁症患者中，完美主义是一个很常见的问题。对那些追求完美的抑郁症患者而言，他们的自我信念和自我指导之所以存在差异，主要是因为他们的标准太极端。尤其是那些固执地追求完美的人，他们的标准也许会高得无人可及。

本模块的目标是管理完美主义，因为许多完美主义者都非常坚持，所以将目标定为要完全消除他们的完美主义倾向是不合理的。在这种情况下，改变在几个关键领域的完美主义，或者帮助来访者补偿他最有问题的完美主义倾向，可能更合适。

本节提供的前几项策略侧重于识别完美主义标准的范围和起源，现实地评估它们的可实现性，并检查追求不切实际的高标准所带来的现实后果和情绪影响。后两个策略包括干预措施，目的是改变或补偿完美主义标准。本模块中概述的一些策略和技术与之前描述的类似。

策略：识别完美主义标准的范围和起源

当治疗进行到第三阶段或最后阶段时，治疗师和来访者可能已经详细地讨论了他的完美主义标准，包括这些标准的起源。但是，在开始改变或者补偿这些标准之前，治疗师应该确定来访者在哪些特定领域追求完美。例如，有的来访者可能在身体健康方面有完美主义，但是在维护房子和汽车方面并非如此；有的来访者可能在工作表现方面有完美主义，但是在婚姻方面并非如此；还有的来访者可能在大部分领域都是完美主义者。

治疗师和来访者可以考虑为什么完美主义在某些领域占主导地位，而在其他领域没有。治疗师可以提出假设，是什么维持了在某些领域的过高标准。这种讨论也让来访者看到了他们的标准并不是绝对的。根据我们的经验，许多有完美主义的来访者对降低标准和设定更适度目标的想法的反应非常强烈、消极，他们可能以强烈的道德感来坚持这些目标（例如，降低标准会使我成为一个坏人）。使用列出的技术，治疗师可以灌输这样的想法：标准是可塑的，拥有较低的标准本身并不是坏事。

技术：识别完美主义标准的范围和起源

1. 使用"来访者工作表20：识别完美主义标准"，帮助来访者整理出一份关于完美主义的综合清单，让来访者从几个可以信任的人那里了解情况可能会有帮助。
2. 使用"来访者工作表20：识别完美主义标准"，帮助来访者确定他们在哪些方面明显不是完美主义的。同样，听取其他人的意见可能有助于这一过程。
3. 与来访者讨论一些可能的历史原因：为什么他们在某些方面会有完美主义倾向（例如，养育者期望或要求来访者在这方面有完美的表现）。这个练习旨在强调目标和标准的非绝对性。来访者可在"来访者工作表20：识别完美主义标准"中做记录。
4. 与来访者合作，确定影响其完美主义目标和标准的历史发展因素在多大程度上仍然存在。鼓励来访者考虑他们的标准是否已经过时了。

策略：评估完美主义标准的可实现性

在确定了来访者完美主义的范围后，下一个策略是让来访者准确地定义什么是完美的表现，并探讨期望达到这种水平的现实性。治疗师会发现，尽管来访者花了很多时间和精力来达到完美主义标准，但这些来访者很少或根本没有考虑到它的可实现性，或者他们对自己达到这一标准的可能性有着不现实的评价。在这些情况下，挑战来访者歪曲的认知很重要。

技术：评估完美主义标准的可实现性

1. 对于来访者的每一个完美主义标准，请来访者使用"来访者工作表21：修改完美主义标准"，对"完美"进行操作性定义。例如，对于一个学生来说，是每次考试获得A就够了，还是要获得全班最高分，或者获得满分再加额外学分？

2. 使用"来访者工作表21：修改完美主义标准"，挑战来访者认为的在特定领域达到完美的人（例如，朋友、亲戚、公众人物/名人）。请来访者估计达到这种水平的人的百分比。当来访者的估计值过高时，要布置家庭作业，为这个夸大的认知寻找证据。

3. 使用"来访者工作表21：修改完美主义标准"，与来访者讨论在这些领域达到完美的可能性。在一定程度上关注来访者目前取得的成功可能有一定的帮助。如果来访者对自己的标准与对别人的标准不同，请他们解释这种差异，并适度挑战这种双重标准。

4. 使用"来访者工作表21：修改完美主义标准"，请来访者说出一个成功的人，尽管这个人没有达到来访者的高标准。

策略：确认完美主义标准所带来的后果

即使从理论上说来访者在一个或多个领域达到完美主义标准是有可能的，但是要做到尽善尽美，来访者也需要花大量的时间、精力和资源，导致他很可能忽略其他重要的目标。在很多情况下，这些消极结果可能会掩盖实现完美主义目标所带来的部分积极结果，甚至是全部积极结果。

当前的策略主要有三种技术：识别持有完美主义标准给来访者带来的影响（如短期影响、长期影响、现实影响、情绪影响），考虑不追求这些标准会带来什么后果，以及帮助来访者确定他们的完美主义标准在哪些方面的效果比较好、在哪些方面的效果比较差。

技术：确认完美主义标准所带来的后果

1. 使用"来访者工作表 22：修改完美主义标准——代价-收益分析"，与来访者探讨他们的完美主义标准的代价和收益。例如，来访者是否得到了朋友和家人的赞扬，赚了更多的钱，或在实现目标后感到宽慰？来访者是否经常感到紧张或有压力，牺牲了睡眠时间，或与亲朋好友相处的时间大大减少了？

2. 使用"来访者工作表 22：修改完美主义标准——代价-收益分析"，与来访者探讨采用温和的标准所带来的收益和代价。

3. 在代价-收益分析的基础上，治疗师和来访者应该确定每个领域的完美主义行为是否值得。例如，来访者在给别人送礼物上有完美主义，但她对送礼物的结果长期觉得很满意，那么她会觉得花很多时间、金钱和压力来挑选礼物是值得的。但是这位来访者也许会觉得"不要浪费冰箱里的食物"这个标准使她感到挫败多于满足。因为她要花很多时间研究如何烹调可能会变质的食物，还得经常吃她不喜欢的食物。

4. 与来访者讨论努力投资但回报递减的概念。比如，每天健身跟每周健身四五天相比，有没有更大的收获？这些收获是否值得付出额外的努力或因此忽视其他重要目标？若来访者重读一份报告或电子邮件，会发现多少错误？纠正这么少的错误并导致在其他项目上的生产力下降是不是值得的？

策略：改变完美主义标准的应用范围或重要程度

治疗师和来访者会发现，在这些领域中，如果来访者没有做得太完美，反而更有帮助。接下来的治疗重点是帮助来访者改变在这些领域的完美主义标准。下面的前几个技术构成了一种问题解决图式，来访者在这一图式下可以提出替代方法，尝试这些方法，并评估它们的效果如何。其他技术是为了教会来访者如何尽量减少完美主义行为。

技术：改变完美主义标准的应用范围或重要程度

1. 通过在会谈中进行讨论和完成家庭作业，帮助来访者在自己想要降低标准的领域内进行头脑风暴，提出其他目标或标准。让来访者参考亲戚、朋友和熟人的标准或许对来访者有一定的帮助。在"来访者工作表 23：修改完美主义标准——尝试新标准"中进行记录。

2. 鼓励来访者在一天或一周内试试在头脑风暴中想到的一个替代方案。要求他们密切关注采用不同（较低）的标准会有什么结果，包括实际后果、满意程度，以及使用"来访者工作表 23：修改完美主义标准——尝试新标准"记录的想法和感受。

3. 让来访者练习在追求完美主义上花了太多时间的领域里，对相关任务施加严格的时间限制。例如，如果一个男人通常在父母来访前要花 5 小时打扫公寓，就可以鼓励他看看能在一半的时间内完成什么。指导来访者密切关注这一练习的消极后果和积极后果。

策略：补偿僵化的完美主义风格

在许多情况下，来访者有一些非常僵化的完美主义标准，所以最有效的方法就是帮助来访者补偿这些标准，而不要试图改变它们。来访者可以在没有完美主义的领域调整标准，来更好地为完美主义领域的标准"腾出空间"。例如，一位来访者对吉他演奏有着严格的要求。他抱怨说，为了有足够的时间练习吉他，他只能牺牲晚上睡觉的时间。如果这个来访者对做饭这件事没有完美主义，那么治疗师可以鼓励他在练习吉他的那晚吃点简单的东西，这样他就可以早点睡觉了。这样的补偿方式可以降低该来访者严格的吉他练习标准的影响。

第二种补偿策略是帮助来访者选择适合其完美主义标准的活动和情境。比如，如果来访者每个月都要协助社区做一些活动，但那些组织混乱的活动让她感到很沮丧，那么她可以考虑加入一个有组织、有秩序的社区。

此外，来访者还可以改变环境，使其符合自己的标准。例如，可以鼓励那些在家里工作但又无法忽视周围杂物的来访者，试着把工作地点搬到别的地方，或者重新整理自己的工作空间，做到眼不见、心不烦。另一种补偿策略就是让来访者向别人透露自己的完美主义倾向，以此缓和别人的反应，或者寻求别人的帮助。例如，治疗师可以鼓励一位对锻炼要求很高的来访者对他的朋友这样说："我知道我的锻炼计划非常严格；如果你想找我，可以提前告诉我，我们一起提前计划好，这样我的锻炼计划就不会影响到我们的活动了。"

技术：补偿僵化的完美主义

1. 在来访者所坚持的所有不能降低的标准面前，让来访者同意修改一个不太重要的标准。就像前面的例子一样，这有助于减少完美主义标准的负面影响，而且可以向来访者证明他们有能力改变。
2. 鼓励来访者改变环境，以便更好地适应某一特定的完美主义标准。
3. 鼓励来访者谨慎地选择他们的心理情境，以便将他们的完美主义的负面影响降到最低。
4. 让来访者在某些情况下向他人透露他们的完美主义，以此缓和他人的反应或争取他们的帮助。

适应阶段的常见问题

1. 我的来访者正在做我们在治疗中讨论过的促进活动，虽然他的抑郁症只是轻度的，但他看起来并没有得到预期的积极效果。哪里出了问题？

    有一种可能性是，一些来访者看起来在做一些令人愉快的事情，比如他们在定向阶段同意进行的活动。但这并不是为了追求促进目标。真正的原因可能是"我的治疗师让我这么做"。我们经常在这些案例中看到一个模式，即来访者要等到治疗的前一天晚上才做作业。如果不做，他们就会感到内疚，因为来访者似乎认为家庭作业是该从任务清单中删除的东西。这说明来访者把这些活动看作一种义务。把这些活动当作一种义务或任务恐怕不会触发预期的积极情绪体验（如自豪感和愉悦感）。

治疗师可以和来访者一起努力转移这些活动的动机重点。例如，来访者可以在一周的前几天抽出时间来做这些活动，不要把这些活动拖到最后一刻。治疗师还可以帮助来访者更加专注于活动发生时的体验，而非专注于结果。另外，这也是一个与来访者一起进行观察的绝佳机会，看看原来的促进目标是否已经变成了预防目标——"不要让治疗师失望"。

2. 补偿僵化的完美主义策略可能会传递一种错误的信息：僵化和不切实际的标准可以被接受。难道我不应该挑战这些不切实际的标准吗？

管理完美主义的补偿策略并非为了强化来访者僵化的标准。治疗师必须运用合理的临床判断：何时促使来访者做出改变是适当的，何时推动改变可能无效。对于一些追求完美的人来说，严格的高标准可能具有道德意义，降低标准在道德上是不被接受的。根据我们的经验，试图说服这些来访者降低他们的标准，可能会在无意间否定他们的感受，使他们感到不被理解。我们鼓励来访者就坚持这些标准的相对优势和劣势进行讨论（见"来访者工作表 21：修改完美主义标准"和"来访者工作表 22：修改完美主义标准——代价-收益分析"），以便来访者了解替代方案。但是继续向不愿改变的来访者施加压力来让他们改变，会破坏治疗同盟。在这种情况下，最有效的办法就是尽量减少僵化的高标准对来访者及其亲近之人的影响。

第八章　结束治疗和预防复发

（第16次会谈）

结束治疗和预防复发：在16次会谈中的进度实例		
会谈编号	目标	《来访者工作手册》中的材料
第16次会谈	• 回顾来访者在治疗过程中学到的知识对于成功地结束治疗非常重要。	第十章， 来访者工作表24
	• 确定长期目标，制订一些帮助来访者不断进步的策略。	第十章， 来访者工作表25—27
	• 找出目前尚无进展的其他目标，制订一些策略来帮助来访者实现这些目标。	第十章， 来访者工作表25—27
	• 教育来访者出现症状波动是正常现象，建立自我监督计划，解决来访者所担心的具体问题，使其做好预防复发的准备。	第十章， 来访者工作表28

概述

　　本章会推荐一些解决治疗结束时的问题的策略和技术，包括在结束治疗的过程中特有的问题，例如，继续追求治疗后的长期改变以及预防复发。恰当地处理与治疗结束有关的问题是心理治疗有效性的重要组成部分。

　　由于自我系统疗法的干预措施与认知行为疗法、人际关系疗法具有相似性，本章所描述的策略与贝克（Beck, 2011）和克勒曼等人（Klerman et al., 1984）所概述的结束治疗的策略非常相似。但是，在借鉴的过程中，我们也做了一些改变，使之更加贴近自我系统疗法的理论与语言。自我系统疗法的适应阶段包含很多策略和技术，治疗师可根据每个患者的个人需要选择使用，但是我们强烈建议治疗师在圆满完成自我系统疗法时使用以下大部分或者全部的策略和技术。

> 结束治疗和预防复发的目标
> - 处理与治疗结束有关的问题
> - 继续推动长期改变的过程
> - 处理预防复发的问题

目标1：处理与治疗结束有关的问题

当来访者的治疗即将结束时，治疗师应当收集一份有关来访者所取得的进步的清单。记录来访者在治疗过程中取得的进步以及来访者在治疗结束后所使用的工具和策略，可以帮助他们继续进行已经开始的工作。抑郁症患者往往意识不到自己的进步，或者把自己的进步归因于外在因素。治疗师应该强调来访者在已经取得的进步中扮演的核心角色，并且鼓励他肯定自己的努力。

策略：回顾来访者在治疗中取得的进步

对于即将结束治疗的来访者来说，一个特别有效的策略是回顾来访者自开始治疗以来取得的进步。这可以通过在会谈中的讨论或家庭作业来完成。治疗师可以关注症状的缓解，自我信念、标准、期望和目标的改变，追求目标的策略，或者情境和情绪的结果。不管在哪个方面，重点都是强调来访者在做出这些改变上的能动性以及所取得的**进步**的重要性，即使治疗仍难免未完全达到目标。在来访者没有取得预期变化的领域，必须讨论可能阻碍进步的障碍，包括特定的自我信念和自我指导、期望以及人际策略。

技术：回顾来访者在治疗中取得的进步

1. 简要地提醒来访者关于抑郁症的知识以及自我调节和抑郁症之间的关系。
2. 和来访者一起回顾治疗开始时的症状和目前症状的严重性。在整个治疗过程中，反复进行自我报告可作为量化进步的方式。来访者看到呈现了他们随时间推移的症状变化图时，往往会感到惊讶。
3. 与来访者总结他们初步概念化和重新概念化的治疗目标，以及在达到这些目标方面取得的进展。一定要鼓励他们认可在识别问题和制订替代解决方案或补偿策略方面付出的初步努力。
4. 使用"来访者工作表24：意识到我的进步"，让来访者描述他们的一个典型的心理情境，并将他们在治疗前后的应对方法进行比较，强调那些有助于增加积极情绪或更准确的自我评价的特征取向。
5. 对于家庭作业，让来访者向值得信赖的人询问他们注意到来访者在情绪、自我评价和行为上发生了怎样的变化。一定要在会谈中花时间为这些对话做准备，可以利用来访者对其他人给他们设定的目标和期望的了解。
6. 向来访者反馈你对他们的标准、自我评价和行为变化的观察。要坦诚、准确、有同理心地描述治疗目标，以及你对来访者在每个目标上所取得的进步的看法。
7. 强调来访者在实现所有积极改变方面的能力和毅力。来访者做出这些改变确实值得称赞，而强化来访者积极的努力可能会使他们今后的行为更加有效。

策略：回顾在治疗中使用的工具和技术

为了维持来访者的动机，回顾他们所取得的进步很重要；不过，对来访者来说，回顾他们在整个治疗过程中学到的和使用的工具或策略同样重要。这些工具或策略使他们取得了进步。与来访者一起回顾对实现目标明显无效的策略，也可能有帮助。

技术：回顾在治疗中使用的工具和技术

1. 与来访者一起回顾他们特有的自我调节倾向、自我信念、自我指导以及追求目标的独特方式。

2. 回顾来访者有效地修改并调整关注点的方法，包括在哪些特定情境中改变关注点会产生有益的结果。

3. 回顾来访者认为对于修改自我指导、期望和目标最有帮助的策略和技术。例如，对于具体的标准进行代价－收益分析，暂时改变标准并观察情绪和情境结果的变化，改变环境的各个方面，增加实现目标的可能性。

4. 与来访者讨论他们认为对修改实现目标的方法最有帮助的干预措施。例如，对于一些具体的目标，要考虑不同的情境，培养实现目标所需的具体技能，在目标情境中寻求他人的帮助或支持。

5. 简要地进行回顾，帮助来访者修改没有帮助的标准、期望和目标，以及不利于实现目标的方法。例如，尽管某种策略明显无效，但来访者可能很难放弃这种策略。在这种情况下，与来访者一起重述坚持该策略的具体代价和收益。

6. 让来访者列出他们在治疗中学到的最重要的经验有哪些，这些经验在哪些生活场景中最适用。例如，来访者可能会最受益于意识到"拥有一个完美的院子"这个目标实际上是邻居的期望，而不是自己的重要目标。

目标 2：继续推动长期改变的过程

在治疗即将结束时，来访者必须认识到治疗的目的并不在于解决所有

第八章 结束治疗和预防复发

问题。短期的结构化治疗（如自我系统疗法）的目标是帮助来访者学到必要的技能，以便来访者在治疗结束后也能自行继续这些工作。自我系统疗法的目的是减少抑郁症和共病焦虑症的症状，这是通过改善自我调节的机制来实现的。

我们希望每一位学习了本书和《来访者工作手册》描述的策略的来访者都能更好地追求自己的目标，更平衡、更现实地评价自己，更好地平衡生活中的促进目标与预防目标，使自己越来越接近自己想成为的那个人。当然，这些远大的目标是长期的，治疗只是一个开始。

策略：设定持续改变的目标

明确地讨论来访者在治疗结束后可以在哪些领域继续进步，确保来访者的长期目标是切合实际的。治疗师也可以和来访者讨论未来可能发生的重要事件。例如，来访者可能会在一年后换一份新工作，或者来访者可能想修复与朋友破裂的友谊，但还没有准备好这样做。这部分的技术可以帮助来访者计划开始或者继续朝着未完成的目标前进。

技术：设定持续改变的目标

1. 提醒来访者，在短期治疗中完成全部重要目标几乎是不可能的。使用"来访者工作表 25：靠我自己——保持进步"，让来访者确定继续改变的具体目标。这份清单可以包括在治疗过程中已经取得进展的目标，也可以包括那些尚未开始解决、但来访者可以使用已经熟悉的技术来解决的目标。

2. 对于仍在进行中的目标，请来访者按照从目标实现的起点（0%）到终点（100%）评估其进展。利用这些信息，帮助来访者对未来的进展设定现实的期望。

3. 在来访者对目标进展甚微的领域，与他们一起找出可能的障碍。障碍可能包括特定的自我信念、行为、标准、期望或目标。提醒来访者，有些挑战比其他挑战更复杂或要求更高。例如，提高婚姻质量比早点起床更复杂、要求更高。

4. 强调来访者在整个治疗过程中的所有进步都是由他们自己来完成的。使用认知技术，挑战来访者关于继续独立工作的能力的自我怀疑。

5. 向来访者强调，人总是在不断进步的，有些目标或标准可能是一辈子的追求。例如，维持和伴侣、孩子以及兄弟姐妹等人的重要人际关系的目标可能需要持续的关注和努力，特别是当另一个人的行为有问题且不在来访者的控制之下时。

6. 帮助来访者预防倦怠。对于终身目标，适当和暂时的休息可能有助于激发动力并付出持续的努力。例如，可以鼓励有健身目标的来访者允许自己在某几周内不参加锻炼。有计划地休息，不要坚持到筋疲力尽导致计划外的休息，这样有助于减少内疚感或进行灾难化的解释（例如，"也许我没有精力再锻炼了"）。

策略：在日常生活中保持健康的自我调节

如果来访者已经确定了在治疗结束后要继续追求的长期目标，接下来的重要问题就是如何将这个计划融入日常生活。人很容易把实现长期目标要完成的清单丢到明天再去完成。但明日复明日，明日何其多。我们提供了一些策略，帮助来访者将健康的自我调节作为日常生活的一部分。

"来访者工作表26：成为我想成为的人"，要求来访者每天起床时都先完成一个目标。它并不一定是一个大目标，或者需要花费大量时间的目标。人们经常在早上准备去工作或喝咖啡时思考和计划自己的一天。这时是确定一天目标的理想时间（例如，在工作中不参与闲聊，记得去看望朋友）。制订一份简短的计划，让来访者在一天结束时把相关结果记录下来。

"来访者工作表27：具有挑战性的情境"提醒来访者很多挑战是相似的，

要特别关注具有挑战性的情境。如果来访者预测有一件具有挑战性的事件（例如，拜访一位难缠的亲戚，或亲人的忌日要到了）可能发生，这个工作表就可用来为这些具有挑战性的情境做计划。虽然很多难题都出人意料，但是如果来访者能够通过思考工作表中的问题得到锻炼，那么他可能会更好地应对挑战。

技术：在日常生活中保持健康的自我调节

1. 使用"来访者工作表 26：成为我想成为的人"，鼓励来访者每天设定与重要的自我指导或标准有关的小目标，并评估结果。在会谈中完成一次练习，确保来访者理解其中的内容。
2. 鼓励面临难题或艰难情境的来访者使用"来访者工作表 27：具有挑战性的情境"来计划他们的目标。来访者应该把重点放在对他们很重要的自我指导行为上。像往常一样，在会谈内进行练习，确保来访者理解这些内容。

目标 3：处理预防复发的问题

因为抑郁症是一种易反复发作的疾病，所以复发是一个现实的问题，特别是对于抑郁症曾发作过好几次的来访者而言。告诉患者，不用担心复发可能有害。与许多慢性疾病一样，抑郁症需要对其症状保持适度的警惕从而保持健康。目标 3 中的策略和技术可以帮助治疗师组织这一讨论，帮助来访者为可能的症状波动做好准备。

策略：为症状波动做准备

如果治疗师在治疗过程中没有开放地讨论症状波动的可能性，来访者及其家人和朋友可能会错误地认为来访者已经痊愈了。当有迹象表明来访者出现症状波动时，他们可能不会迅速地采取行动。另外一种情况是，来访者可能会对正常情况下的痛苦、压力水平和情绪波动做出不适当的反应。对许多来访者来说，进行心理治疗时就会出现症状波动了。在这种情况下，治疗师已经开始将症状波动正常化了。我们教育来访者在治疗后要注意什么的主要任务之一是将症状波动正常化，即强调症状波动是不可避免的，但可以控制。其他主要的任务是预测症状波动的发生，以及针对症状波动提出具体的管理策略。

技术：使来访者为治疗结束后的症状波动做准备

1. 对来访者来说，在生活的大多数领域，特别是在追求重要的个人目标时，偶尔出现挫折是正常的。他们可以做好准备，以应对未来在某个时刻经历短暂的情绪低落或暂时出现轻度抑郁症状。治疗师可以用股票市场的变化来比喻症状波动，强调情绪管理或目标实现的总体趋势比每天的波动重要。每天的波动可能不稳定，难以预测，而且会受到环境的影响。

2. 如果在治疗过程中定期使用症状测量（如第四章推荐的在每次治疗前进行的抑郁症症状评估），治疗师就可以和来访者一起回顾数据，强调整体改善趋势中的波动。以图的形式直观地展示数据，对发现波动和整体趋势很有帮助。治疗师和来访者可以讨论导致图中显示的让来访者出现短期症状加剧的事件或人际关系。

3. 与来访者讨论他们未来的个人幸福目标。在必要时，鼓励他们修改这些期望，使其更加现实。例如，可以把"现在我已经发现了这些问题，我再也不会有这些问题了"修改成"现在我明白了什么样的事情会导致抑郁症，如果我的情绪开始恶化，我就能更好地做出快速且有效的反应"。

4. 和来访者一起找出未来可能出现问题的地方，比如亲密关系、工作，等等。请来访者举出一些可能会出问题或具有挑战性的具体例子。一些来访者可能对这个讨论抱着绝望或者悲观的态度，例如，"坏事会不断发生在我身上"。在这种情况下，提醒他们，这一练习的目的是识别未来可能的挑战，以便准备好迎接这些挑战。

5. 帮助来访者确定如何修改他们的调节重点、标准、期望、目标和策略，以便更好地处理所发现的隐患。例如，如果来访者预计单位的上司会换成更消极、更苛刻的人，她就可以调整自己的期望，比如，不再那么期待上司在工作中给予自己表扬和奖励，或者在工作外安排更多令她满意的活动。

6. 鼓励来访者向家人和朋友介绍在治疗结束后可能发生的症状波动，并帮助来访者指导家人和朋友应对症状波动。邀请来访者的家人参与治疗可能会有帮助，这样他们可以直接向你提出问题，治疗师可以帮助来访者更有效地与他们进行沟通。

策略：计划定期进行情绪检查

像大多数治疗方法一样，自我系统疗法的一个持续的功能就是对来访者的症状和功能障碍进行评估。在治疗过程中，定期检查患者的情绪和症状，可以提醒治疗师注意哪些有意义的状态变化，同时也可以为修改治疗目标或评估特定干预策略的有效性提供信息。在正式的治疗结束后，来访者进行定期检查的可能性会变小很多，而且他们可能无法及时地注意到有问题的趋势，无法有效地应对潜在问题。

定期进行情绪检查的主要目的是鼓励来访者通过定期的自我监督和检查来掌握自己的情绪变化，并在必要的时候调整目标和策略，从而防止严重影响生活的症状再次出现。这一策略的另一个目的就是促进有效的自我调节。治疗师可以鼓励来访者认识到他们随着时间的推移所取得的积极进展，并强化有助于取得积极进展的目标和策略。在任何一种情况下，治疗师和来访者都需要计划具体的自我监督内容，即监督什么、何时监督、如何监督以及为什么监督，以及识别某些症状加重的预警信号。当这些预警信号出现时，来访者需要采取行动。

技术：计划定期进行情绪检查

1. 强调在治疗结束后仍定期地进行简短的情绪检查的潜在收益。一定要让来访者知道，在一定的时间内，特定情境引起抑郁、焦虑情绪都是正常的。
2. 帮助来访者确定检查的细节（检查的频率、时间和地点；来访者要问自己什么样的问题；来访者每次要坚持做什么样的记录）。一定要让来访者记录积极的发现（事情进展顺利的迹象），以及消极的发现。
3. 帮助来访者制订一组提醒他们需要采取行动的提示，使用在治疗中学到的一种或多种技术来改善其情绪和功能。行为提示可能特别有用。例如，连续三晚都待在地下室里玩电子游戏，不回朋友的电话。这些提示应根据不同来访者的经历为他们量身定制。
4. 帮助来访者识别哪些信号提示他们需要正规的干预（如强化治疗）。比如，开始不好好吃饭，开始不工作。
5. 使用"来访者工作表28：结束治疗后的自我监督和应对计划"，记录来访者预防复发的具体计划。

策略：处理对结束治疗的担忧

与任何有效的心理治疗一样，在自我系统疗法中，治疗师和来访者识别并处理各自对结束治疗的担忧也至关重要。来访者可能担心在没有进行正式治疗的情况下，复发不可避免，或者为失去与理解自己、支持自己的人的定期联系感到难过。治疗师可能担心某个特定的问题在治疗中没有得到充分的解决或治疗目标没有完成；或者来访者希望改变某个领域，但补偿是一个更合适的目标。识别和讨论这些问题，分享相关信息，以及努力解决手头问题，都很重要。从更广泛的意义上讲，如果做得好，这一系列互动可以被看成来访者在其他关系中进行分享和协商的参考模式。

技术：处理对结束治疗的担忧

1. 鼓励来访者思考并分享对结束正式治疗的担忧。分享治疗师自己的一些反应和顾虑，以及经历终止过程的来访者的典型反应，可能会有帮助。
2. 提醒来访者，治疗不是魔术，消除治疗的神秘感。提醒来访者，当前所取得的治疗进展主要源于来访者自己的努力，而且来访者已经掌握了成为自己的治疗师所需的工具，也在持续地进行积极的改变。
3. 讨论来访者在未来回到治疗中的可能性。明确治疗师在治疗结束后的角色很重要。例如，是否可以打电话给治疗师和进行强化治疗。如果来访者在未来的新环境中感到不知所措，可以将简短的治疗作为一个合理的选择。

参考文献

Beck, A. T., Rush, J., Shaw, B. F., & Emery, G. (1979). *Cognitive therapy of depression.* New York: Guilford Press.

Beck, A. T., Steer, R. A., & Brown, G. K. (1996). *Manual for the Beck Depression Inventory-II.* San Antonio, TX: Psychological Corporation.

Beck, J. S. (2011). *Cognitive behavior therapy: Basics and beyond.* New York: Guilford Press.

Blatt, S. (1995). The destructiveness of perfectionism: Implications for the treatment of depression. *American Psychologist, 50*(2), 1003–1020.

Carver, C. S., & Scheier, M. F. (1990). Origins and functions of positive and negative affect: A control-process view. *Psychological Review, 97,* 19–35.

Eddington, K. M., Silvia, P. J., Foxworth, T. E., Hoet, A., & Kwapil, T. R. (2015). Motivational deficits differentially predict improvement in a randomized trial of self-system therapy for depression. *Journal of Consulting and Clinical Psychology, 83,* 602–610.

First, M. B., Williams, J. B. W., Karg, R. S., & Spitzer, R. L. (2015). *Structured Clinical Interview for DSM-5 Disorders, Clinician Version (SCID-5-CV).* Arlington, VA: American Psychiatric Association.

Hayes, S. C., Strosahl, K. D., & Wilson, K. G. (1999). *Acceptance and commitment therapy: An experiential approach to behavior change.* New York: Guilford Press.

Higgins, E. T. (1997). Beyond pleasure and pain. *American Psychologist, 52,* 1280–1289.

Higgins, E. T. (1999). Promotion and prevention as motivational duality: Implications for evaluative processes. In S. Chaiken & Y. Trope (Eds.), *Dual-process theories in social psychology* (pp. 503–528). New York, NY: Guilford Press.

Higgins, E. T., Bond, R. N., Klein, R., & Strauman, T. J. (1986). Self-discrepancies and emotional vulnerability: How magnitude, accessibility, and type of discrepancy influence affect. *Journal of Personality and Social Psychology, 51,* 5–15.

Higgins, E. T., Strauman, T. J., & Klein, R. (1986). Standards and the process of self-evaluation: Multiple affects from multiple stages. In R. Sorrentino and E. T. Higgins (Eds.), *Handbook of motivation and cognition: Foundations of social behavior* (pp. 23–63). New York: Guilford Press.

Jacobson, N. S., Martell, C. R., & Dimidjian, S. (2001). Behavioral activation treatment for depression:

Returning to contextual roots. *Clinical Psychology: Science and Practice*, 8(3), 255–270.

Klerman, G. L., Weissman, M. M., Rounsaville, B. J., & Chevron, E. S. (1984). *Interpersonal Psychotherapy of Depression*. New York: Basic Books.

Lewin, K. (1951). Behavior and development as a function of the total situation. In K. Lewin (Ed.), *Field theory in social science* (pp. 238–305). New York: Harper & Row.

Linehan, M. M. (1993). *Cognitive-behavioral treatment of borderline personality disorder*. New York: Guilford Press.

Strauman, T. J. (1990). Self-guides and emotionally significant childhood memories: A study of retrieval efficiency and incidental negative emotional content. *Journal of Personality and Social Psychology*, 59(5), 869–880.

Strauman, T. J. (1996). Stability within the self: A longitudinal study of the structural implications of self-discrepancy theory. *Journal of Personality and Social Psychology*, 71, 1142–1153.

Strauman, T. J. (2002). Self-regulation and depression. *Self and Identity*, 1, 151–157.

Strauman, T. J., & Eddington, K. M. (2017). Treatment of depression from a self-regulation perspective: Basic concepts and applied strategies in self-system therapy. *Cognitive Therapy and Research*, 41, 1–15.

Strauman, T. J., & Higgins, E. T. (1993). The self in social cognition: Past, present, and future. In Z. Siegel & S. Blatt (Eds.), *The self in emotional distress* (pp. 3–40). NY: Guilford Press.

Strauman, T. J., Vieth, A. Z., Merrill, K. A., Kolden, G. G., Woods, T. E., Klein, M. H., . . . & Kwapil, L. (2006). Self-system therapy as an intervention for self-regulatory dysfunction in depression: A randomized comparison with cognitive therapy. *Journal of Consulting and Clinical Psychology*, 74, 367–374.

Vieth, A. Z., Strauman, T. J., Kolden, G. G., Woods, T. E., Michels, J. L., & Klein, M. H. (2003). Self-system therapy (SST): A theory-based psychotherapy for depression. *Clinical Psychology: Science and Practice*, 10, 245–268.

作者介绍

卡里·M. 埃丁顿（Kari M. Eddington） 博士，临床心理学家，美国北卡罗来纳大学格林斯博罗分校心理学副教授以及抑郁症治疗和研究项目主任。她在美国印第安纳大学布卢明顿分校获得心理学博士学位，研究重点是抑郁症的动机因素。

蒂莫西·J. 施特劳曼（Timothy J. Strauman） 博士，临床心理学家，美国杜克大学心理学和神经科学系教授以及精神病学和行为科学教授。他将行为科学和脑科学研究转化为精神障碍的治疗和预防干预措施。他最近的研究包括自我系统疗法的发展；结合心理治疗和经颅磁刺激，创造更有效的抑郁症治疗方法；探索抑郁症中性别差异的出现；创建抑郁症易感性的自我调节模型。

安杰拉·Z. 菲特（Angela Z. Vieth） 博士，美国杜克大学客座助理教授和心理学本科生研究副主任。她在美国密苏里大学哥伦比亚分校获得临床心理学硕士和博士学位，并在美国威斯康星大学麦迪逊分校和杜克大学完成博士后工作。她的研究和教学兴趣介于临床心理学和社会心理学之间。

格雷戈里·G. 科尔登（Gregory G. Kolden） 博士，美国威斯康星大学麦迪逊分校精神病学和心理学教授、心理学培训项目主任、首席心理学家。他的研究重点是评估行为干预的有效性，以及这些治疗对精神病患者（如情绪障碍门诊患者）和医疗人群的作用机制。他的工作包括心理治疗关系要素的元分析检验，以及使用结构方程模型检验非特异性治疗变化过程（例如，治疗关系）在实证支持的治疗中的作用。